혈당 잡는

1분 운동의 기적

『糖尿病 · 高血糖 自力で克服！
糖尿病治療の名医が教える 最新1分体操大全』（文響社）

TOUNYOUBYOU · KOUKETTOU ZIRIKI DE KOKUHUKU!
TOUNYOUBYOU TIRYOU NO MEII GA OSHIERU SAISHIN
1PUN TAISOU TAIZEN

Original Japanese edition published by Bunkyosha Co., Ltd., Tokyo, Japan
Korean edition published by arrangement with Bunkyosha Co., Ltd.
through Japan Creative Agency Inc., Tokyo, and Eric Yang Agency

하루 1분 이면 충분한 당뇨병 탈출 솔루션

혈당 잡는 1분 운동의 기적

사토 유조 외 지음 | 최려진 옮김

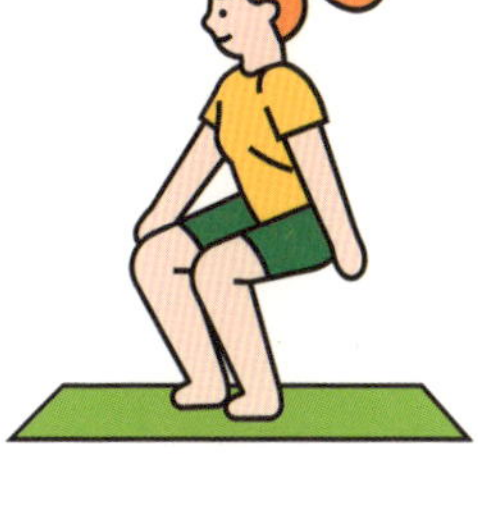

아침사과

머리말

건강한 삶과 동행하기 위한 선택, 1분 체조

우리는 이미 알고 있다, 당뇨병은 완치되는 병이 아닐뿐더러 합병증이 더 무서운 병이라는 것을! 그 병이 미처 자각하지 못한 사이에 내 삶에 들어와 버렸다면, 내가 당뇨환자 대열에 서게 됐다면 어떻게 대처해야만 할까? 막연한 불안과 기대 사이를 오가다 체념할 것인가? 정확한 원인을 살펴 그에 걸맞은 효율적인 해결방법을 적극적으로 찾아 적용할 것인가?

후자를 선택한 여러분은 책장을 넘기는 동안 당뇨병에 대한 기본 지식과 더불어 쉽고 간단하면서도 효과 만점인 실천방법들을 접하게 될 것이다.

당뇨병이란 혈액 속의 포도당 수치가 정상인보다 높은 상태를 말하며, 우리 몸에서 에너지로 사용되어야 하는 포도당이 소변으로 빠져 나온다 하여 이름이 붙여진 병이다.

음식을 섭취하면 위장관에서 소화되어 포도당으로 바뀌어 혈액 속으로 흡수된다. 혈액 속에 들어간 포도당을 '혈당'이라고 하며, 혈당은 세포로 이동해 우리가 활동하는 데 필요한 에너지로 쓰이게 된다. 이때 췌장에서 만들어지는 '인슐린'이라는 호르몬이 반드시 필요하다. 당뇨병은 이러한 인슐린이 정상적으로 분비되지 않거나, 분비되더라도 제 기능을 하지 못하는 것이다. 그 결과 세포로 들어가지 못한 포도당이 혈액 내에 계속 쌓이게 되면서 고혈당을 일으키게 된다.

혈당이 높아지면 포도당의 일부가 혈색소에 결합하게 되고, 이것을 '당화혈색소(HbA1c)'라고 한다. 혈당이 높을수록 당화혈색소가 증가하므로, 최근 1~2개월간 혈당 조절이 잘 되었는지를 판단하는 지표로 사용된다.

당화혈색소가 높은 고혈당 상태가 계속되면 당뇨병성 망막증, 당뇨병성 신증, 당뇨병성 신경장애라는 당뇨병의 3대 합병증을 비롯해 뇌경색, 뇌출혈, 심근경색 같은 무서운 합병증을 초래한다.

이런 합병증을 막으려면 약에만 의존하지 않고 평소 식생활 개선과 일상적인 운동으로 당화혈색소를 가능한 한 정상범위로 유지하는 혈당조절이 매우 중요하다. 이처럼 당뇨병 치료의 기본은 '식사요법, 운동요법, 약물요법' 세 가지인데, 그중에서도 가장 중요한 것은 운동요법이라고 하겠다.

운동을 하면 구체적으로 어떤 점이 이로울까?

— 평소 운동 부족으로 약해졌던 허벅지와 복근이 강화되어 혈당이 근육에 흡수되면서 에너지원으로 대량 소비된다.
— 살이 쪘던 사람은 체지방이 줄어들고, 혈당을 낮추는 호르몬인 인슐린의 기능이 개선된다. 즉 인슐린의 작용효과가 좋아진다.
— 인슐린 부족으로 혈당이 높은 사람도 운동을 하면 혈당이 근육으로 대량 흡수되어 혈당치가 떨어진다.
— 기분 전환이 되어 정신적인 스트레스가 해소된다. 스트레스는 혈당을 낮추는 요인 중 하나이다.

이처럼 운동을 하게 되면 고혈당이 되기 쉬운 당뇨병 체질이 개선된다.

하지만 안타깝게도 많은 환자들이 약물요법과 식사요법은 의사의 지시대로 잘 따르면서도 운동요법은 실천하지 않는다. 왜 운동요법을 실천하는 환자가 그토록 적은 것일까?

먼저, 당뇨병 진료를 받을 때 당뇨병 전문의가 아닌 내과의에게 진료받는 사람들이 의외로 많다는 점에 주목해보자. 내과에서는 식사와 운동이 중요하다고 설명은 하면서도 정작 식사 방법을 어떻게 바꿔야 하는지, 운동이 고혈당을 어떻게 개선하는지, 어떤 운동이 효과적인지 구체적으로 알려주지는 않는다.

그리고 혈당 조절이 잘 되지 않아 찾아온 환자에게 "최근 과식하거나 간식을 자주 드시나요? 식사를 조절하세요"라거나 "약은 잘 먹고 있나요? 다른 약으로 바꾸고 경과를 좀 보죠"처럼 식사와 약만 문제삼곤 한다. 당뇨병은 혈당이 비정상적으로 높아지는 질병이므로 보통은 과식을 하거나 당질이 많은 음식을 섭취하는 것만이 문제라고 생각하기 십상이다. 그래서 내과의도 주로 식사 개선이 필요하다고 설명하고, 당질 흡수를 억제하는 약을 처방하는 것이다.

반면 운동을 적극적으로 해야 한다고 강조하는 내과의는 매우 적다. 안타깝지만 전문의 중에도 운동요법에 주목하는 의사는 많지 않다. 그러니 특별한 의지를 갖지 않는 한 환자 스스로 운동요법을 실행하는 것은 쉽지 않은 일이다. 사실 당뇨환자에게 운동요법은 체력적으로도 부담스러운 일이라 시작하기도 쉽지 않고, 장기간에 걸쳐 계속하기도 어렵다. 그래서 운동요법을 권하면 일단 외면하고 싶어 하는 환자들의 마음도 이해는 된다.

하지만 운동요법을 어렵게만 생각할 필요는 없다. 장보기, 산책, 청소, 세탁 등 평범한 일상 가운데 매일 몸을 움직이는 것도 훌륭한 운동요법이다. 중요한 것은 집에서 가만히 있는 시간을 줄이는 것이다. 운동을 하면 혈당을 소비하는 근육이 늘어나 인슐린이 부족한 사람도, 인슐린의 작용이 떨어지는 사람도 당화혈색소가 차츰 낮아진다. 인슐린 분비나 작용에 관계없이 운동을 하면 혈당이 근육에 흡수되어 소비되기 시작하기 때문이다.

이 책에서는 당장 실천할 수 있는 '1분 체조' 11가지를 소개한다. 체력에 자신이 없는 사람도, 시간이 부족한 사람도 어렵지 않게 할 수 있는 간단한 동작들이다. 11가지 체조 중 이 책의 5장과 6장에서 소개하는 '쉬운 근육 트레이닝' 8종은 한꺼번에 전부를 하는 게 아니라 자신에게 맞는 두세 종만 선택해서 하면 된다. 게다가 날마다 하는 것도 아니고 일주일에 2, 3일만 해도 효과가 나타난다. 그러니 이제 운동을 할 때 '고난이도의 운동을 장시간 해야만 효과를 본다'는 편견은 버려도 좋다.

앞서 말했듯이 당뇨병은 완치되는 병이 아니다. 당화혈색소가 정상화되어도 마음을 놓지 말고 혈당 조절은 계속해 나가야만 한다. 부디 일상에서 혈당 조절을 개선해 나가는 데 이 책에서 소개한 1분 체조를 적극 활용하길 바란다. 모든 선택이 그렇듯이 마음을 열고 한발 내딛는 것이 이제부터 건강한 삶과 동행하기 위한 시작이다.

나고야대학교 명예교수, 일본당뇨병학회 명예회원
사토 유조

당화혈색소가 뚝뚝 떨어진다!
나에게 꼭 맞는 '1분 체조'

여기서는 이 책에 나오는 11가지 '1분 체조' 동작을 사진과 함께 간단히 소개한다. 식사 후에, 집에 있을 때, 외출했을 때 상황에 맞게 할 수 있는 운동을 비롯해 '당뇨병 체질을 개선하는 근육 트레이닝' 8종까지 모두 11종류를 펼쳐 놓았다. 이 가운데 해보고 싶은 1분 체조 두세 종류를 택해 꼭 실천해보자.

1. 식후 운동: 5초 앉기

자세한 방법은 34쪽으로 GO!

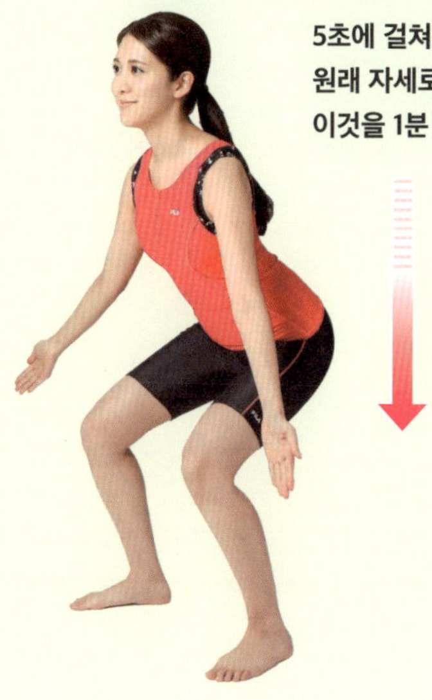

5초에 걸쳐 앉고 5초에 걸쳐
원래 자세로 돌아간다.
이것을 1분 동안 반복하면 된다.

2. 집안 운동: 2보 1호흡 걷기

자세한 방법은 38쪽으로 GO!

한 발짝 내밀 때마다 상체를 낮추는 동작을 반복하면서 걷기만 하면 된다.

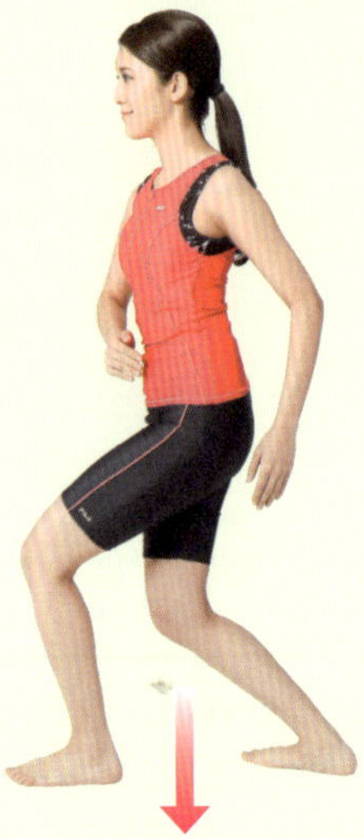

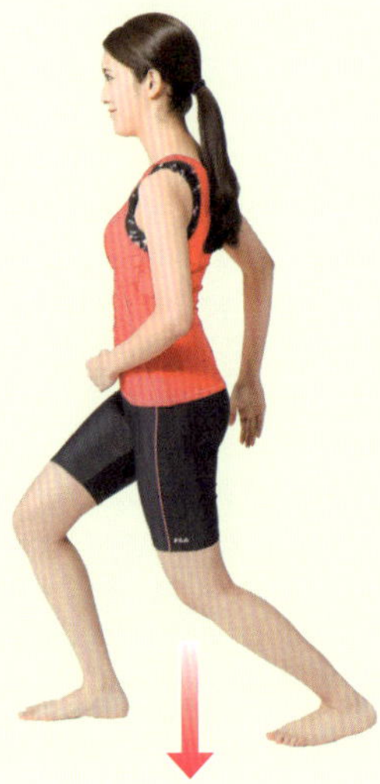

3. 외출 운동: 근육 트레이닝 걷기

자세한 방법은 52쪽으로 GO!

3분 동안 천천히 걷고 1분 동안 빠르게 걷기를 반복하면 된다.

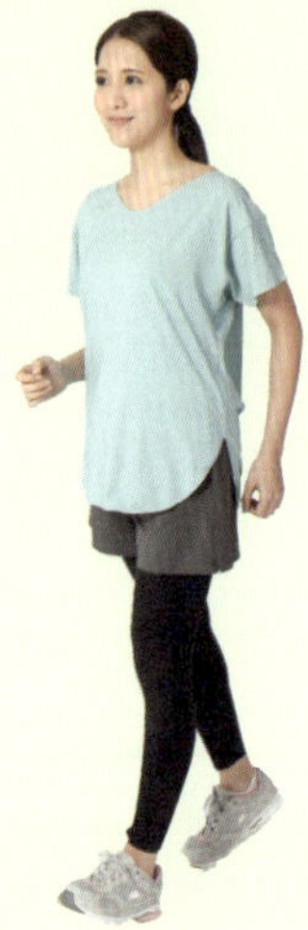

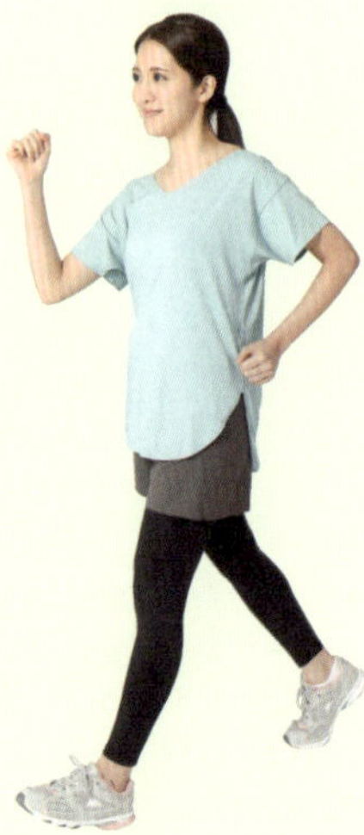

4. 당뇨병 체질을 개선하는 '쉬운 근육 트레이닝' 8종

8종류를 한꺼번에 다 할 필요는 없다.
자신에게 맞는 두세 가지를 골라 실행하면 된다. 일주일에 2, 3일만 해도 충분하다.

쉬운 근육 트레이닝 ① 누워서 하는 복식호흡

자세한 방법은 62쪽으로 GO!

누워서 배를 집어넣고 소리를 내어 '하나, 둘, 셋, 넷, 다섯' 숫자를 세면서 5초 동안 유지한다.

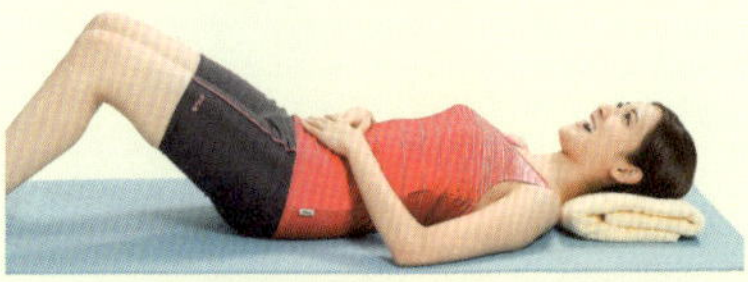

쉬운 근육 트레이닝 ② 누워서 다리 올리기

자세한 방법은 64쪽으로 GO!

누워서 배를 집어 넣고 두 다리를 의자 좌판에 올렸다가 들어올린 상태로 5초 동안 유지한다.

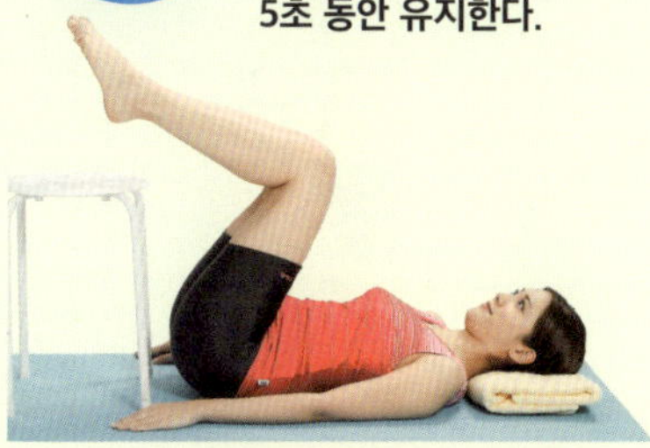

쉬운 근육 트레이닝 ③ 등 브리지

자세한 방법은 72쪽으로 GO!

누워서 엉덩이를 들고 양 무릎을 붙인 채 5초 동안 유지한다.

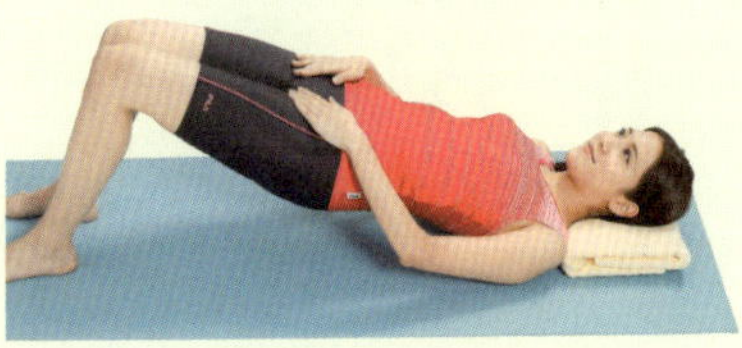

쉬운 근육 트레이닝 ④ 팔꿈치 대고 허리 들기

자세한 방법은 74쪽으로 GO!

엎드려서 허리와 두 다리(무릎 아래)를 들고 5초 동안 유지한다.

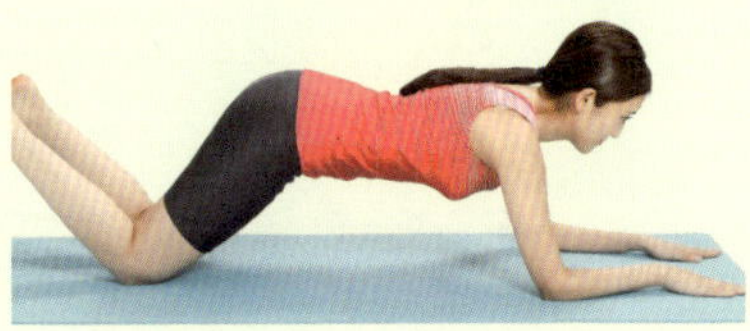

쉬운 근육 트레이닝 ⑤ 무릎으로 서서 팔 들기

무릎으로 서서 배를 집어 넣고 양팔을 앞으로 내밀고 30초 동안 유지한다.

자세한 방법은 76쪽으로 GO!

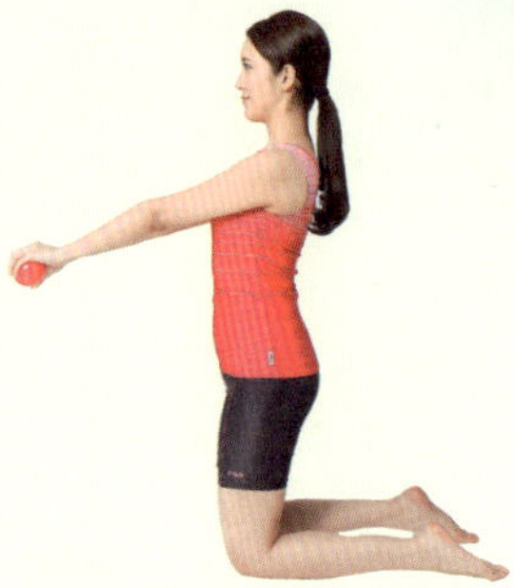

쉬운 근육 트레이닝 ⑥ 5센티미터 걷기

자세한 방법은 78쪽으로 GO!

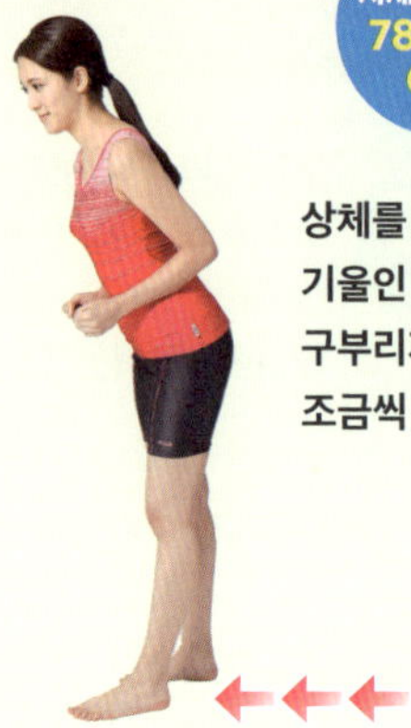

상체를 앞으로 기울인 채 무릎을 구부리지 않고 조금씩 걷는다.

쉬운 근육 트레이닝 ⑦ 똑바로 서서 발뒤꿈치 들기

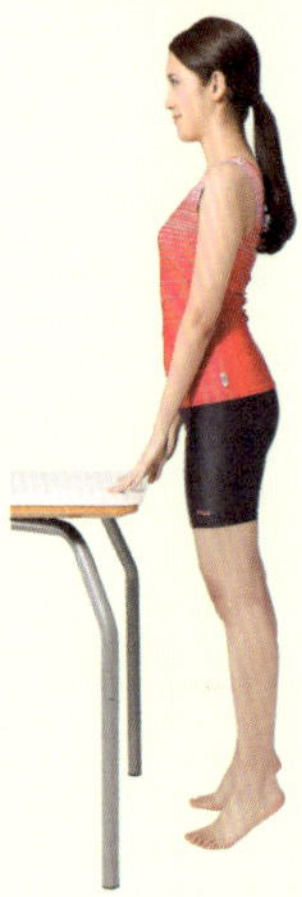

자세한 방법은 80쪽으로 GO!

똑바로 서서 발뒤꿈치를 들고 5초동안 유지한다.

쉬운 근육 트레이닝 ⑧ 무릎 굽혀 발뒤꿈치 들기

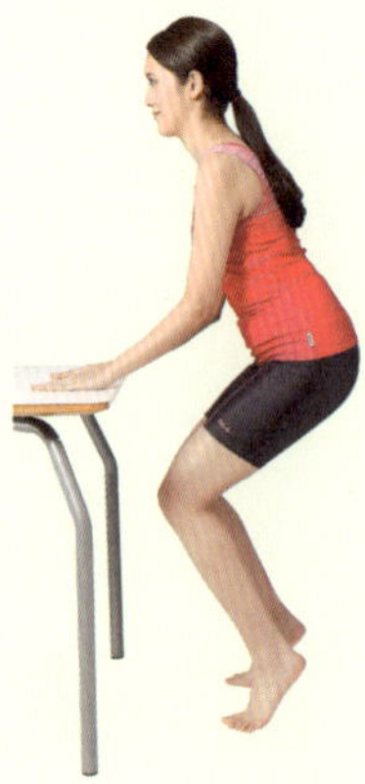

자세한 방법은 82쪽으로 GO!

무릎을 굽힌 채 발뒤꿈치를 들고 5초 동안 유지한다.

CONTENTS

차례

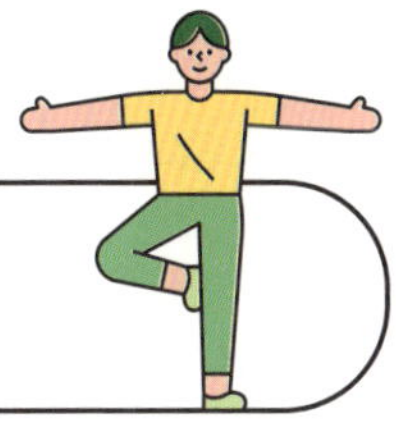

1 최신 정보 I

2 최신 정보 II

3 식후 운동

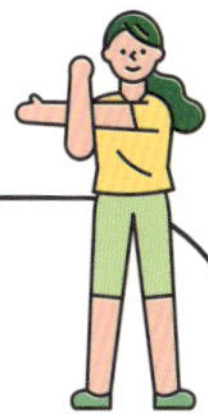

6 체질 개선 근육 트레이닝 II 하지근 트레이닝

7 최신 케어

8 최신 진료

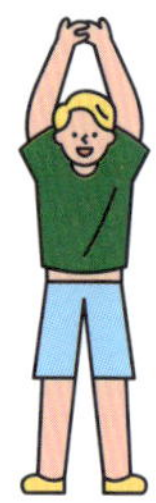

1

최신 정보 I

낮추기 어려운 당화혈색소는 운동으로 낮추는 것이 정답!
인슐린이 부족한 사람도, 인슐린 효과가 나쁜 사람도 운동을 하면 낮아진다.

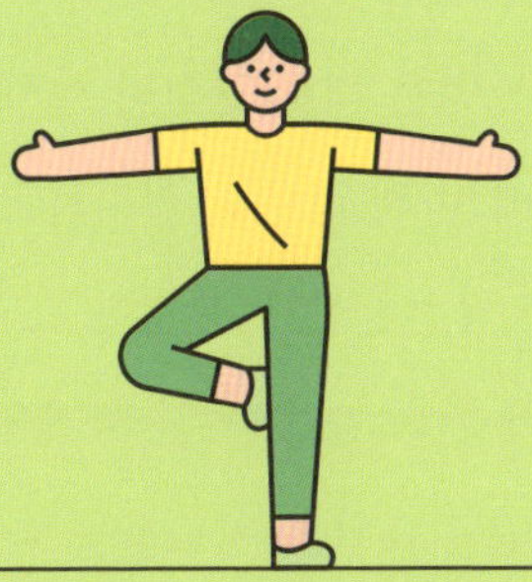

나고야대학교 명예교수, 일본당뇨병학회 명예회원 **사토 유조**

당뇨병 치료의 주축은 식사요법과 운동요법이지만 운동지도를 받아도 실천하지 않는 환자가 대부분이다

당뇨병 치료에서는 혈당을 정상범위 안으로 조절하는 것이 가장 중요하다. 당뇨환자는 보통 혈당약을 복용하고, 중증인 환자는 인슐린 주사를 맞지만, 혈당 조절에 기본이 되는 것은 식사요법과 운동요법이다. 특히 일본에서는 과식이나 운동 부족이 원인이 되는 제2형 당뇨병이 대부분을 차지하고 있어 적절한 식사는 물론 꾸준한 운동이 필수 요소가 되었다.

그렇지만 식사요법에 비하면 운동요법은 그리 적극적으로 지도한다고 볼 수 없는 실정이다. 식사요법은 1965년에 일본당뇨병학회가《당뇨병 식사요법을 위한 식품교환표》를 발간하기도 했고, 그 전에도 이미 당뇨병 치료에 도입해 활발하게 지도하고 있다. 환자들 또한 대부분 자신의 식생활에 문제가 있음을 자각하고 있기 때문에 지도받은 대로 열심히 식사요법을 따른다.

한편 운동요법은 식사요법에 비해 충분히 실시하고 있지 않다. 다음 그래프는 일본당뇨병학회의 운동요법위원회가 실시한 조사결과이다. 이 결과에 따르면, 일반내과의와 전문의가 거의 모든 초진 환자에게 식사요법을 지도하는 비율은 67~78퍼센트지만, 운동요법을 지도하는 경우는 45퍼센트 이하에

식사지도와 운동지도 실시 현황

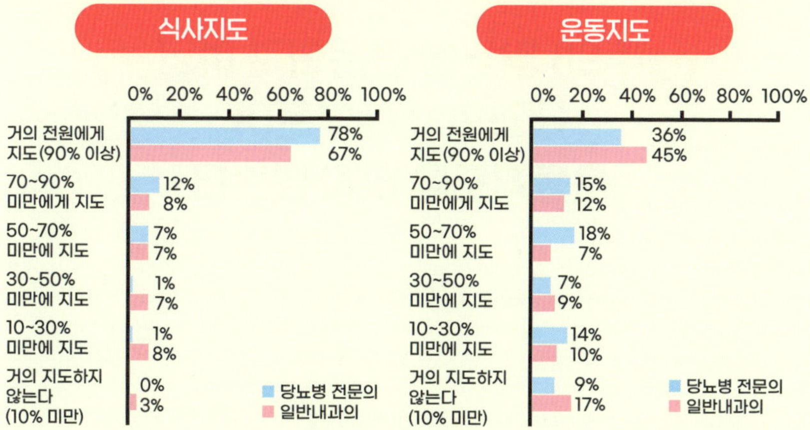

*출처: 사토 유조, 소네 히로히토 외: 위원회보고 일본에서의 당뇨병운동요법 실시 상황(제1보) – 의사에게 질문지 전국조사성적–당뇨병, 58:568~575, 2015. 에서 인용 개변함.

위의 표는 초진 환자에 대한 지도 실시 현황을 보여준다. 거의 모두에게 식사지도를 실시하는 비율은 67~78퍼센트지만, 운동지도는 45퍼센트 이하만 실시하고 있다.

불과했다. 운동요법위원회의 다른 조사결과를 봐도 운동요법 지도를 받고 실천하는 사람의 비율은 52퍼센트 수준으로 절반에 머물렀다.

식사요법과 운동요법은 자동차의 바퀴 같아서 동시에 실시하는 것이 중요한데, 운동요법이 빠진 상태로는 혈당 관리가 원하는 대로 되지 않는다.

주의! 당뇨병 전문의가 아닌 내과의사 대부분이 운동지도를 하지 않는다

당뇨병 전문의인 나는 식사요법에 비해 운동요법을 실시하는 비율이 현저하게 적은 현상에 의문을 품었다. 그래서 운동요법에 대해 전국 단위 조사를 제안했고, 이후 일본당뇨병학회에 '당뇨병 운동요법·운동처방 확립을 위한 학술조사연구위원회(운동요법위원회)'가 설립되었다.

위원회에서 일반내과의, 전문의에 대한 설문조사와 당뇨환자에 대한 설문조사를 실시한 결과 다양한 점이 밝혀졌다.

먼저 일반내과의와 전문의에 대한 설문조사 결과를 보면, 앞서 설명한 것처럼 거의 모든 초진 환자에게 운동요법을 지도하는 비율은 45퍼센트 이하였다. 운동요법 지도를 시행하지 않는 큰 이유로는 의료 현장에서 지도 내용이 충분히 시스템화되지 않았다는 점을 꼽았다.

다음 그래프는 식사요법, 운동요법이 시스템화되어 있는지 아닌지를 조사한 설문 결과이다. 이 결과에 따르면, 일반내과의 및 전문의가 식사지도 처방을 작성해 지도하는 비율은 28~67퍼센트였지만, 운동지도 처방을 작성해 지도하는 비율은 고작 2~9퍼센트였다.

또 같은 조사결과에서 의사가 개별적으로 운동요법 지도를 하는 비율은

식사요법과 운동요법은 시스템화되어 있는가?

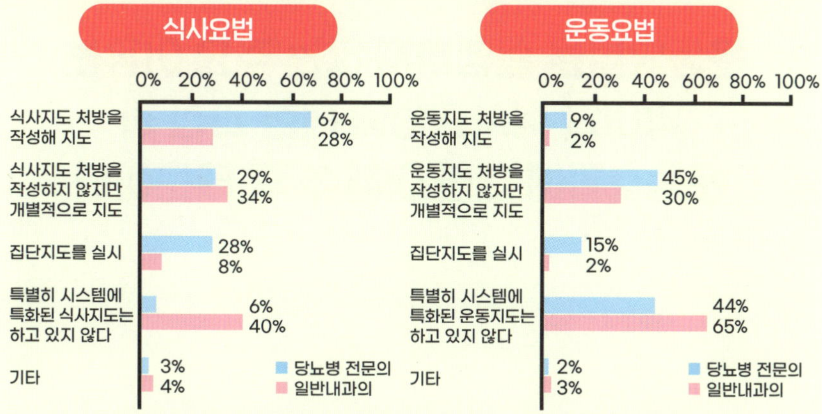

*출처: 사토 유조, 소네 히로히토 외: 위원회보고 일본에서의 당뇨병운동요법 실시 상황(제1보) – 의사에게 질문지 전국조사성적– 당뇨병, 58:568~575, 2015. 에서 인용 개변함.

식사지도 처방을 작성하는 전문의는 67퍼센트지만, 운동지도 처방을 작성하는 전문의는 9퍼센트에 불과하다. 시스템화가 불충분한 것으로 보인다.

30~45퍼센트, 시스템화된 운동요법 지도를 하지 않는 비율은 44~65퍼센트였다. 즉 3분의 1 내지 절반 정도의 의사가 운동요법을 지도하는데, 그 지도 여부가 의사 개개인의 재량에 맡겨져 있다는 뜻이다.

일본당뇨병학회에서는 이런 현상을 깊이 염려해 운동요법위원회 회원이 중심이 되어《당뇨병 운동요법 지도 매뉴얼》을 발행하는 등 주의를 환기하는 활동을 펼치고 있다.

운동요법을 실행하지 않는 주요 이유는 '약이나 식사요법에 대한 과신'과 '운동효과에 대한 이해 부족' 때문이다

적정 혈당으로 조절하려면 식사요법과 운동요법을 병행하는 것이 중요하다는 점을 의사들 대부분은 이해하고 있다. 그럼에도 운동요법이 보급되지 않은 데는 다양한 이유가 있다.

일본당뇨병학회의 운동요법위원회는 당뇨병을 치료하는 의사를 대상으로 운동요법을 실시하는 데 방해가 되는 문제점에 대해 설문조사했다. 이때, 초진 시에 운동요법을 70퍼센트 이상의 환자에게 지도하는 고빈도군과 50퍼센트 미만의 환자에게 지도하는 저빈도군으로 나누어 집계했다.

그 결과를 반영한 다음 그래프를 보면, 가장 큰 문제는 '운동지도에 충분한 시간을 낼 수 없다'는 점이었고, 그다음이 '진료수가에 반영되지 않는다', '적절한 운동지도자가 없다'순이었다.

당뇨병의 운동요법 지도에 대해서는 의료보험 진료수가가 설정되어 있지 않다. 다른 항목으로 산정하는 것이 가능하기는 하지만, 실제로는 서비스로 제공하는 경우가 많아 적극적으로 시간을 할애하는 의사가 적다. 사실 진료수가가 설정되어 있는 약물요법이나 식사요법 지도만 해도 그 나름대로 혈당치를 억제할 수 있기 때문에 굳이 불편을 감수하면서 운동요법을 실시하지는

운동요법 실시를 방해하는 문제점(의사의 의견)

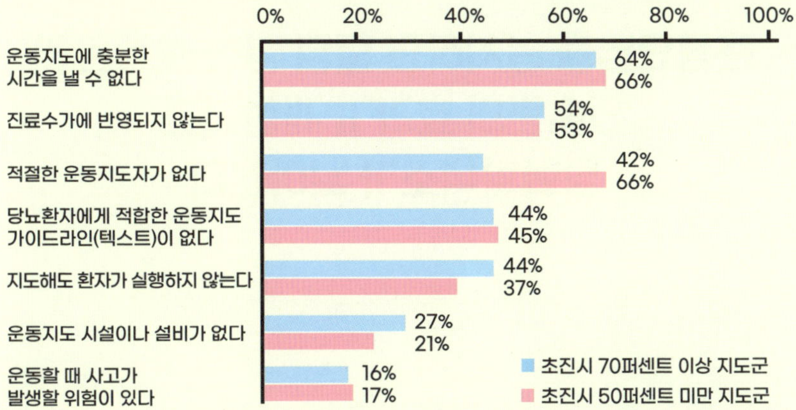

*출처: Sato, Y., Kondo, K. et al. : Situation of exercise therapy for patients with diabetes melitus in Japan—a nationwide survey. Diabetology int, 3 : 86~91, 2012. 에서 인용 · 개변함.

당뇨병의 운동요법에는 진료수가가 설정되어 있지 않다.
그 때문에 채산이 맞지 않아 지도자 확보나 운동시설 정비도 안 되고 있다.

않는 것이다. 환자 입장에서 보면 운동요법을 병용하는 편이 투약량도 줄일 수 있고, 혈당 조절도 잘 된다는 것을 알면서도 의료보험제도상의 문제로 운동요법을 실시하지 않는 점은 안타깝다.

그밖에 운동지도를 받은 환자가 귀찮아서 운동을 피하는 것도 문제점으로 꼽혔다. 환자가 운동을 하지 않는 주된 이유는 '시간이 없다', '의욕이 생기지 않는다', '효과가 있는지 잘 모르겠다' 등이었다. 환자가 운동요법의 효과를 올바로 이해하고 의욕적으로 하는 것이 왜 필요한지 보여주는 결과라고 하겠다.

운동요법을 실시하면 혈당 강하 호르몬인 인슐린의 효과가 개선되고 당화혈색소가 낮아진다

운동요법을 실시하면 혈당이 낮은 수준으로 안정되는 효과를 기대할 수 있다. 몸을 움직이면 혈당을 조절하는 호르몬인 '인슐린'의 작용이 개선되어 혈당 소비가 원활해지기 때문이다.

인슐린은 췌장의 랑게르한스섬이라는 부위에 있는 베타세포에서 만들어져 포도당을 간이나 근육으로 운반하기도 하고, 여분의 포도당을 글리코겐이나 중성지방으로 합성하여 체내에 축적하기도 한다. 즉 인슐린은 혈당을 조절하고 효율적으로 에너지를 소비하는 데 꼭 필요하다.

그렇지만 제2형 당뇨병 환자는 ① 췌장의 베타세포가 피폐되어 인슐린 분비량이 줄거나, ② 인슐린 효과가 나빠져 간과 근육세포에 포도당이 흡수되기 어려워져서, 즉 인슐린 저항성이 생겨서 식후에 급상승한 혈당을 조절하기 힘들다.

이 중 운동요법의 효과가 발휘되는 부분이 바로 인슐린 저항성 개선이다. 본래 인슐린은 세포막에 있는 인슐린 수용체와 결합함으로써 세포 속으로 포도당을 흡수하여 혈당을 조절하는데, 이를 당 운반이라고 한다. 몸을 움직이면 간과 근육의 혈액량이 늘어서 인슐린이 세포의 구석구석까지 도달하거나,

인슐린의 작용으로 당이 저장된다

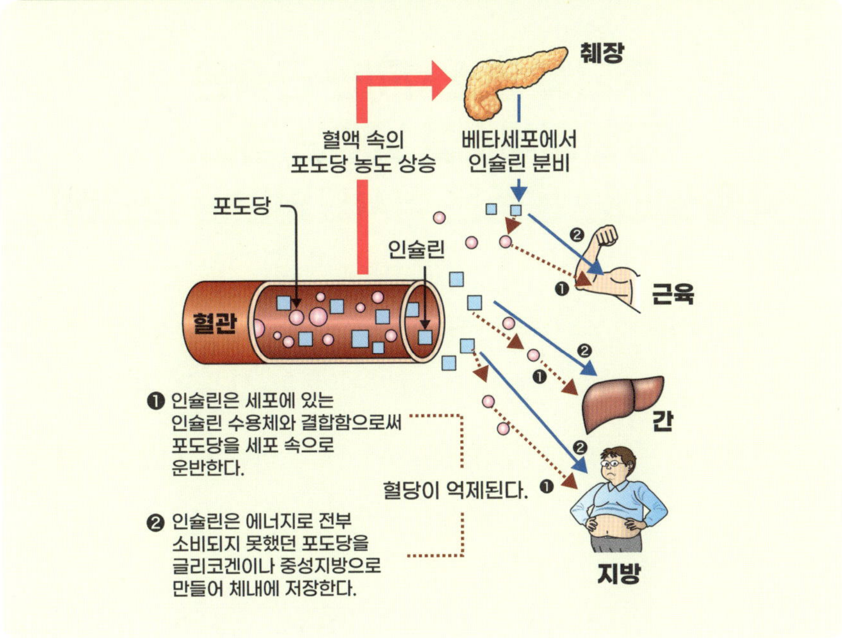

당 운반 과정에서 중요한 당 수송담체(GLUT4)가 활성화되거나, 포도당 흡수를 방해하는 지방(이소성지방)이 줄어들면서 인슐린 저항성이 개선되는 것이다.

실제로 운동요법을 지속적으로 실시하면 인슐린의 작용이 좋아져서 식후 혈당이 낮아질 뿐 아니라 당화혈색소도 안정된다.

혈당을 연소시키는 근육은 당화혈색소를 낮추는 급소! 근육을 늘리는 운동은 식사요법만큼 중요하다

우리 몸은 안정을 취하는 동안에도 에너지를 소비한다. 이것을 기초대사라고 하는데, 나이가 들수록 기초대사는 점차 낮아져서 식사로 섭취한 당질과 지질이 에너지로 충분히 소비되지 못한다.

그 첫 번째 이유는 나이를 먹어 근육이 약해졌기 때문이다. 근육은 몸을 움직이는 엔진 같은 역할을 담당하는 기관이어서 에너지가 많이 필요하므로 혈당을 대량 연소한다. 따라서 근육이 약해지면 혈당이 올라가고 당화혈색소도 높아지기 쉽다.

일본에서 40대와 70대의 건강한 사람을 대상으로 팔다리의 근육량을 비교한 결과, 남성이 평균 10.8퍼센트, 여성은 평균 6.4퍼센트 감소했다는 보고가 있다. 다른 조사에서는 20~80대를 대상으로 무릎을 구부렸다 펴기 위한 근력을 비교한 결과, 평균 약 40~52퍼센트 저하된 것으로 드러났다.

중요한 점은 나이를 먹을수록 근육량이 감소하기도 하지만 근력이 현저히 저하한다는 사실이다. 근력이 충분히 발휘되지 않는다는 것은 혈당의 연소효율이 낮아진다는 의미이다.

다음 그래프는 건강한 사람을 기준으로 제2형 당뇨병 환자의 체력을 비교

건강한 사람과 제2형 당뇨병 환자의 체력 비교

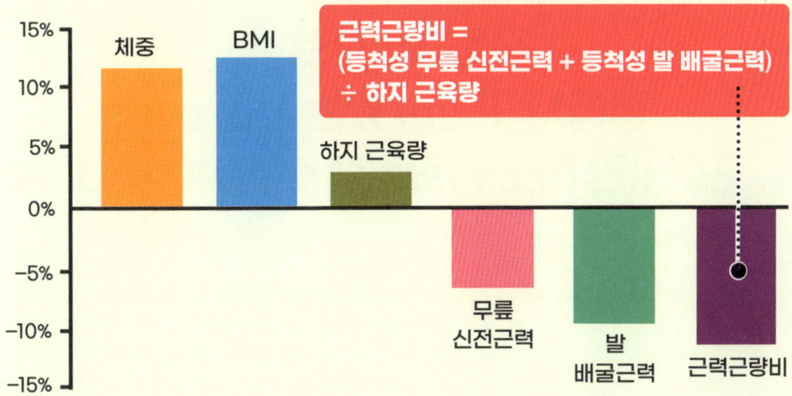

*출처: Asada, F., Nomura, T. et al. : Lower–limb muscle strength according to bodyweight and muscle mass amang middle age patients with type 2 diabetes without diabetic neuropathy. J Phys Ther Sci, 29 (7): 1181~1185, 2017.

건강한 사람을 기준으로 제2형 당뇨병 환자의 체력을 나타낸 그래프.
체중과 BMI(비만도)가 높고 하지 근육량은 조금 많지만 근력은 낮다.
근력을 하지 근육량으로 나눈 '근력근량비'로 비교하면 차이가 확연하다.

한 결과이다. 이에 따르면 제2형 당뇨병 환자는 하지의 근육량이 비만으로 인해 살짝 많지만 근육량에 대한 근력(근력근량비)은 현저히 낮다. 이 정도는 경도에서 중등도에 해당하지만, 당뇨병성 신경장애를 합병증으로 갖고 있어 운동이 힘들어지면 근육이 쇠약해지는 정도가 더욱 심해진다.

이런 점에서도 근육량과 근력을 유지하는 운동요법은 식사요법만큼 중요하다.

운동요법으로 '집에서 가만히 있는 시간'을 줄이기만 해도 당화혈색소가 낮아진다

당뇨병의 운동요법에서는 중간 강도의 운동을 권장한다. 중간 강도는 운동의 단위인 메츠(METs)로 표현하면 3~4메츠에 해당한다. 메츠는 안정된 상태의 에너지 소비량을 1로 하여 그 몇 배인지를 나타내는 수치이다.

3~4메츠의 운동에는 보통 걷기(평지에서 분당 67미터), 가벼운 근력운동, 태극권, 볼링, 배구, 사교댄스, 탁구, 국민체조 등이 해당된다. 대부분 땀이 조금 배어날 정도의 가벼운 운동이지만, 평소 운동습관이 배어 있지 않은 당뇨환자라면 하겠다고 마음을 먹더라도 오래 지속하기 힘들다. 그러니 '시간이 없다', '의욕이 생기지 않는다'라며 아예 시도조차 하지 않는 환자가 많다.

그래서 운동요법을 시작할 때는 정적인 생활습관을 고쳐가며 '신체활동량(생활동작)'을 늘리는 것부터 시작하는 것도 좋다. 집에서 가만히 있는 시간을 줄이고 신체활동량을 늘리는 것만으로도 혈당 조절에 도움이 된다.

최근 해외의 흐름도 당뇨병 치료에는 운동을 하는 것만 아니라 정적인 생활시간을 줄이고 신체활동량을 늘리는 방식을 중시하고 있다. 그 발단은 2009년 WHO(세계보건기구)가 죽음에 이르는 위험인자로 고혈압, 고혈당, 흡연과 함께 '신체활동 부족'을 지적한 것이다. 정적인 생활로 신체활동량이 줄어들면 당뇨병 등 생활습관병을 일으키기 쉬워진다. 미국 당뇨병학회도 '30분 이상 계속 앉아 있었다면 한 번 일어날 것', '30분에 한 번씩 짧은 시간(5분 이하)의 가벼운 신체활동을 할 것'을 추천하고 있다.

움직임이 적은 생활습관을 다르게 표현하면, 의자에 앉아 있는 시간이 긴 생활방식이라고 할 수 있다. 해외 연구에 따르면, 날씬한 사람(BMI 23)은 제2형 당뇨병이 되기 쉬운 비만인 사람(BMI 33)에 비해 하루 중 앉아 있는 시간이 164분 짧고, 서서 움직이는 시간이 152분 길었다고 한다. 즉 의자에 계속 앉아 있는 사람보다 서서 움직이는 시간이 긴 사람이 에너지 소비율이 높고 비만해질 위험도 적어 혈당치가 안정되기 쉽다.

신체활동량을 늘리는 것이 중요하다

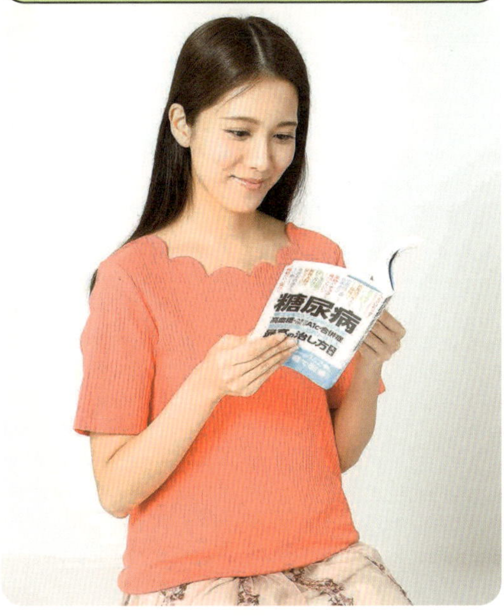

**의자에만 앉아 있으면 에너지 소비율이 낮아져 비만이나 고혈당을 초래한다.
서서 움직이는 시간을 늘리는 것이 중요하다.**

일본에서는 자가용이 보급된 1950년대부터 당뇨병에 걸린 사람이 급증했다. 자가용 등록대수와 당뇨병 유병율의 증가가 같은 추이를 보이면서 상승한 것이다. 자동차를 타면 의자에 앉은 채 몸을 거의 움직이지 않고 편안하게 목적지까지 갈 수 있다. 이런 문명의 이기가 신체활동 부족에 박차를 가해 생활습관병이 만연해졌다고 하겠다.

앞서 당뇨병의 운동요법에는 3~4메츠 정도의 중간 강도 운동을 권장한다고 설명했다. 이런 강도의 생활활동에는 가구 정리, 대걸레질, 바닥 걸레질, 사이클(페달 밟기), 아이 돌보기, 침대 정리, 환자 돌봄, 눈 치우기 등이 있다.

집안일을 하는 것만으로도 신체활동량이 늘어 당화혈색소가 떨어질 수 있다. 그러니 집안에서 자신의 역할을 찾아 충분히 몸을 움직이는 게 좋다. 그렇게 일상생활에서 활동성을 높여나가는 동시에 이 책에서 소개하는 1분 체조에 도전해보자.

2

최신 정보 II

운동이야말로 체내 혈당제거물질을 활성화시켜 혈당치를 낮추는 특효약!
제1형 당뇨병에도 효과가 있고,
코로나19 중증화도, 합병증도 피할 수 있다.

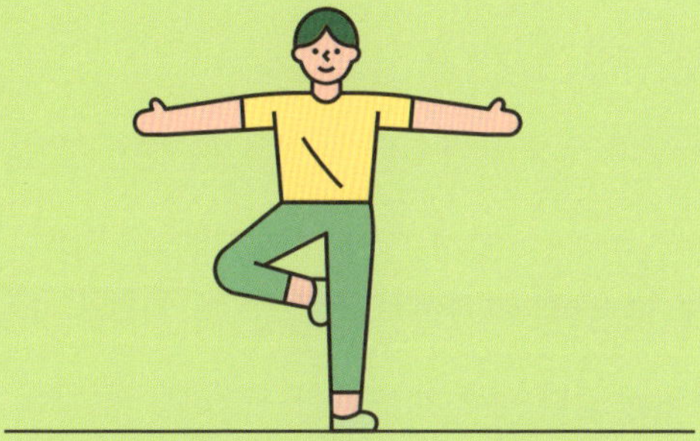

교토부립의과대학교 객원강사 **가지야마 시즈오**

운동으로 당화혈색소가 낮아지면 당뇨병 합병증과 사망 리스크도 격감한다

당뇨병에 걸리면 갈증이나 권태감, 피부 가려움증 같은 자각증상이 나타나는 일이 있다. 하지만 당뇨병에서 가장 주의해야 하는 것은 3대 합병증을 비롯한 다양한 합병증(114~115쪽 참조)과 동맥경화가 진행되면서 발생하는 심장병과 뇌졸중이다.

당뇨병으로 인해 일어나는 합병증인 심장병과 뇌졸중을 예방하려면 혈당 조절을 통해 당화혈색소를 낮은 수준으로 억제해야 한다. 여기서 중요해지는 것이 운동이다. 최근 국내외에서 운동요법 연구가 활발한데, 운동을 함으로써 당화혈색소가 현저하게 낮아지고 당뇨 합병증과 사망 리스크도 낮아진다는 것이 밝혀지고 있다. 해외의 연구에 따르면, 당화혈색소 저하는 운동량(빈도) 증가와 관련이 있으며, 특히 제2형 당뇨병의 혈당 조절에는 운동량이 중요한 요인이라고 밝혀졌다. 다음 그래프를 참고하자.

그러면 운동량을 늘려 당화혈색소를 낮췄을 때 당뇨 합병증과 사망 리스크는 얼마나 떨어질까?

일본의 한 조사에 따르면, 신체활동이 많은 집단(하루 30분 이상 운동하는 집단)은 신체활동이 적은 집단(하루 30분 미만 운동하는 집단)에 비해 심장병 발

운동할수록 당화혈색소가 낮아진다

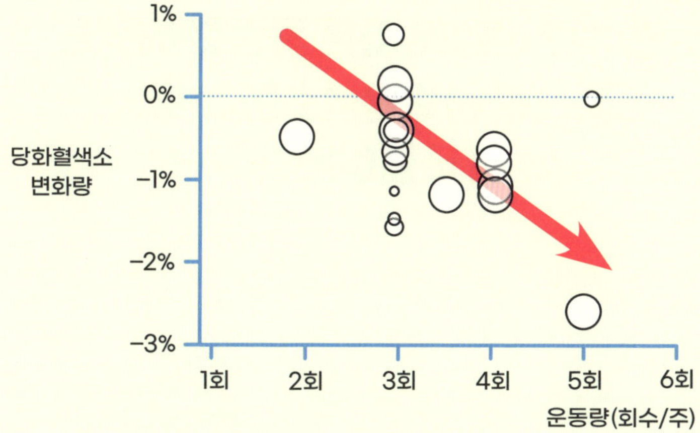

*출처: Umpierre D et al : Diabetologia 56:242–251, 2013.

운동량이 늘수록 당화혈색소가 낮아진다. 특히 제2형 당뇨병의 혈당 조절에서는 운동량이 중요하여 합병증과 사망 리스크가 낮아진다.

병 리스크가 약 30퍼센트, 사망 리스크는 약 40퍼센트 감소한 사실이 확인되었다.

또 다른 조사에 따르면, 여가시간의 운동량이 많은 집단은 운동량이 적은 집단에 비해 뇌졸중 발병 리스크와 사망 리스크가 모두 절반으로 감소했다. 한마디로 운동은 합병증과 사망 리스크를 줄이는 묘약이라 할 수 있다.

코로나19 감염에 따른 중증화 위험도 운동으로 당화혈색소를 낮추면 크게 줄어든다

당뇨병이 발병하면 병원체로부터 몸을 지키는 힘인 면역력이 떨어져 감염증에 걸리기 쉬워진다. 고혈당 상태가 계속되면 세균이나 바이러스로부터 몸을 지키는 백혈구의 일종인 호중구의 작용이 저하되기 때문이다. 감염증은 감기나 인플루엔자를 비롯해 요로질환인 방광염, 신우신증, 피부병인 무좀, 칸디다증, 구강병인 치주병까지 다양하다.

특히 당뇨환자는 감기에 걸리기 쉽고, 위중해지면 기관지염이나 폐렴으로까지 번지는 경향이 있다. 여기서 주의해야 할 것은 2020년 팬데믹이 발생한 '코로나19 감염증(이하 코로나19)'이다. 보건당국은 고령자, 임신부 및 기저질환이 있는 사람이 코로나19에 걸리면 중증화되기 쉽다고 주의를 환기했다. 여기서 말하는 기저질환이란 당뇨병, 심장병, COPD(만성폐쇄성폐질환)을 가리킨다. 당뇨환자는 이미 온몸의 혈관이 약해져 있는 상태여서 코로나19에 걸리면 폐렴을 일으켜 사망에 이를 위험이 크다고 여겨진다.

일반적으로 코로나19 대책으로는 바이러스 감염을 막기 위해 손을 씻고 소독하는 것과 3밀(밀폐, 밀집, 밀접) 회피를 강조하고 있다. 또 중증화를 방지하기 위해 초기 증상인 발열이나 기침, 숨이 차거나 호흡곤란이 일어나지 않

운동으로 코로나19 중증화를 막는다

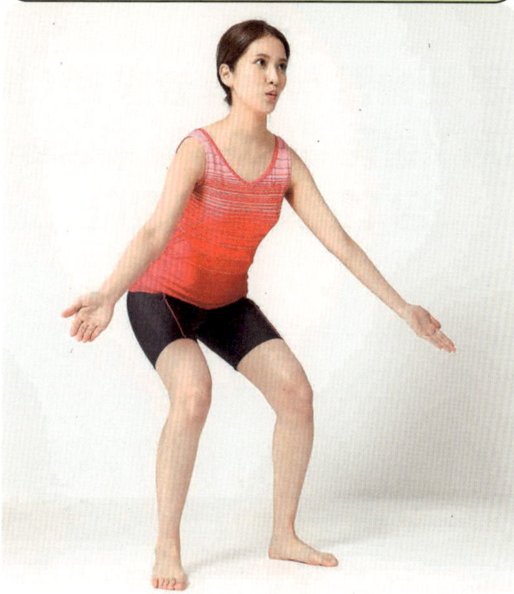

**고혈당 상태가 계속되면 면역세포의 호중구가 약해진다.
운동으로 당화혈색소를 낮추면 면역력이 높아져 코로나19 중증화 리스크도 낮아진다.**

는지 주시하는 것도 중요하다.

이런 대응에 더해 당뇨병이 있는 사람은 혈당 조절로 당화혈색소를 정상 범위에 가깝게 유지하는 것이 중요하다. 혈당치가 낮은 수준에서 안정되면 면역력이 회복되어 코로나19 감염에 의한 중증화 리스크를 줄일 수 있다. 그러기 위해서는 혈당 조절에 도움이 되는 운동요법이 크게 유용하다.

운동은 인슐린 작용을 높일 뿐 아니라 혈당제거물질 GLUT4를 활성화하여 당 연소를 촉진한다

당뇨환자가 운동을 해서 근육을 적극적으로 움직이게 되면 두 가지 효과로 인해 혈당이 저하된다.

첫째는 '마이오카인'에 의한 인슐린 저항성 개선 효과이다.

마이오카인의 하나인 IL-6는 근육이 수축했을 때 생성·분비되는 생리활성물질로서, 염증을 가라앉히고 근육을 보수하며 지방 연소를 촉진하는 등 다양한 작용을 한다. 그중에는 혈당을 조절하는 인슐린 감수성을 높여 근육세포 내에 혈당(포도당)을 흡수시키기 쉽게 만드는 작용도 있다. 그래서 당뇨환자가 운동을 하면 인슐린이 작용하기 어려운 상태 즉 인슐린 저항성이 개선되어 혈당이 안정되는 것이다.

둘째는 AMPK(AMP 키나아제)라는 효소가 활성화되어 일어나는 트랜스로케이션(당을 세포 안으로 흡수하는 것) 촉진 효과이다.

혈액 속의 포도당을 근육세포로 흡수하는 데는 인슐린과 별도로 AMPK의 작용이 필요하다. AMPK의 중요한 작용은 근육 표면까지 운반된 포도당을 세포 안으로 흡수시키는 '당 수송담체(GLUT4)'의 작용을 높이는 것이다. 운동을 해서 AMPK가 활성화되면 세포 속 일산화질소(NO)가 상승하고 그에 따라

GLUT4가 혈당을 근육세포에 흡수시킨다

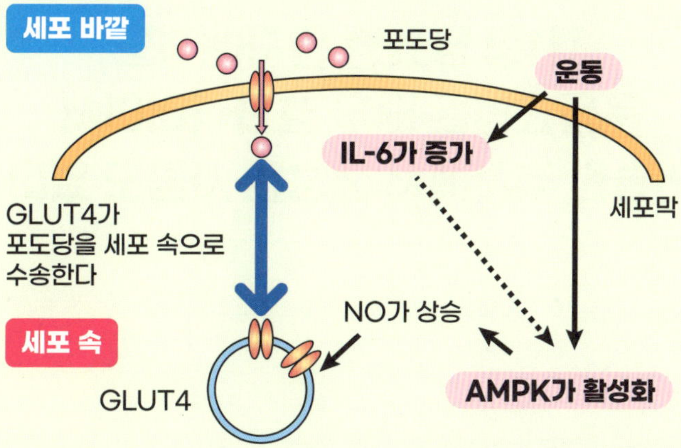

운동을 하면 AMPK라는 효소가 활성화되고 일산화질소(NO) 농도가 상승한다.
그러면 GLUT4의 작용이 향상되어 근육으로 혈당이 흡수된다.

GLUT4의 작용이 향상되어 당을 세포 안으로 흡수하는 트랜스로케이션이 촉진된다. 덧붙이면 앞에서 설명한 IL-6도 AMPK의 활성화와 트랜스로케이션 촉진에 관여한다고 여겨진다.

이처럼 운동으로 트랜스로케이션이 촉진되는 이유는 운동을 하게 되면 근육을 움직이는 에너지(아데노신3인산, ATP)가 필요해지기 때문이다. 즉 운동을 해서 GLUT4 작용이 향상되고 이를 통해 운반된 포도당은 신속하게 ATP로 변환되어 에너지로서 많은 양이 연소된다. GLUT4는 혈액 속에 들러붙은 포도당을 효율적으로 처리하는 혈당제거물질이라고 표현할 수 있다.

제1형 당뇨병 환자에게도 운동요법은 매우 효과적이어서 인슐린 주사에서 해방된 사람도 있다

일본 당뇨환자 중 90퍼센트 이상은 잘못된 생활습관이 원인이 되어 발생하는 제2형 당뇨병에 속하는데, 개중에는 인슐린이 분비되지 않는 제1형 당뇨병 환자도 있고, 제2형 당뇨병이 진행되어 제1형 당뇨병에 가까운 상태가 되는 사람도 있다.

제1형 당뇨병은 인슐린을 분비하는 췌장의 베타세포가 자가면역으로 파괴되는 것이 주요 원인으로 여겨진다. 베타세포가 손상되면 인슐린 분비 능력을 잃기 때문에 치료를 위해 반드시 인슐린 주사를 맞아야 한다.

인슐린 주사를 맞는 제1형 당뇨병 환자가 무계획적으로 운동을 하면 저혈당이 일어나거나 오히려 간의 당대사가 높아져서 고혈당을 일으키기도 하기 때문에 지금까지는 운동요법을 적극적으로 추천하지 않았다.

그런 가운데 제1형 당뇨병 환자에게 운동요법이 효과가 있음을 보여주는 연구결과가 몇 가지 보고되었다.

먼저, 핀란드에서 이루어진 코호트연구(분석역학의 수법 중 하나)에서는 제1형 당뇨병 환자 2,180명을 대상으로 중간 강도의 여가운동을 하는 사람과 아예 운동을 하지 않는 사람으로 나누어 10년 동안 추적조사를 실시했다. 그 결과 여가운동을 하는 사람의 심장병 발병률이 유의미하게 낮았다.

또 유럽에서 실시된 다른 코호트연구에서도 중간 강도 이상의 여가운동을 하는 제1형 당뇨병 환자는 총 사망률이 30퍼센트 정도 낮은 것으로 확인되었다. 즉 제1형 당뇨병 환자가 중간 강도 이상의 운동을 꾸준히 하면 심장병 발병과 사망 리스크가 낮아질 수 있다는 것이다.

이어서 일본에서 이루어진 한 연구에서는 제1형 당뇨병 환자의 무릎 신전근력과 관련된 요인을 조사했다. 그 결과 일상생활에서 3메츠 이상의 신체활동을 하고 무릎 신전근력이 강한 사람일수록 AGE(종말당화산물)가 피부 밑에 축적되는 게 적다는 것을 확인했다. AGE는 장기적인 혈당 추이와 상관이 있

제1형 당뇨병과 제2형 당뇨병의 비교

	제1형 (인슐린 의존형 당뇨병)	제2형 (인슐린 비의존형 당뇨병)
발병 연령	비교적 젊은 나이에 많이 발병하지만, 모든 연령에서 발병한다.	중장년 이후에 많다.
증상	갑자기 증상이 나타나며 발병한다.	증상이 뚜렷하지 않고 모르는 새 서서히 진행된다.
체형	마른 체형이 많다.	비만 체형이 많다. 간혹 마른 체형도 있다.
원인	주로 췌장의 베타세포가 자가면역으로 파괴된다.	좋지 못한 생활습관이나 유전으로 발생한다.
치료	인슐린요법이 반드시 필요하다.	식사요법, 운동요법을 중심으로 약물요법도 병행한다.

제1형 당뇨병은 주로 인슐린을 분비하는 췌장의 베타세포가 자가면역으로 파괴되어 발병하기 때문에 인슐린요법이 반드시 필요하다. 과거에는 운동요법이 권장되는 일은 거의 없었다.

으므로 평소 신체활동량이 많고 근력이 붙어 있으면 축척되기 어렵다.

제2형 당뇨병에서 제1형 당뇨병으로 이행한 환자가 운동요법을 실시한 결과, 인슐린 주사를 맞을 필요가 없어져 약만 복용하면 될 정도로 좋아진 사례도 있다.

다만 제1형 당뇨병 환자가 운동요법을 실시할 때는 전문의의 지도하에 인슐린 주사 투여량을 신중하게 조절할 필요가 있다.

운동요법은 제1형 당뇨병에도 효과가 있다

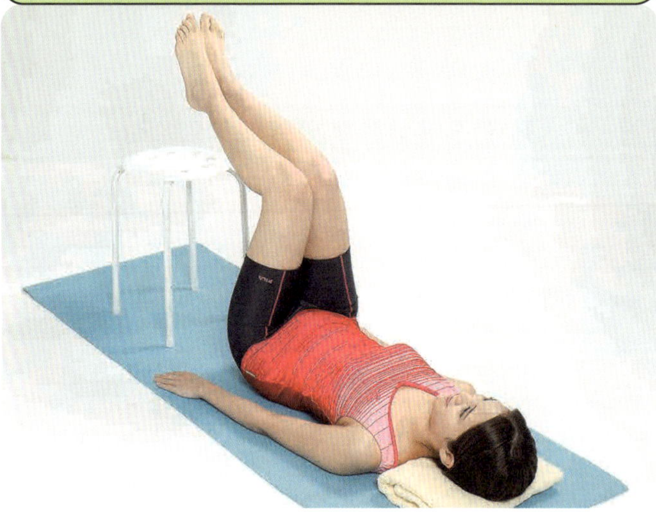

제1형 당뇨병 환자가 운동요법을 실시하여 심장병에 의한 사망 리스크가 줄어들고 질병의 경과가 좋아진 사례가 있다. 단 반드시 인슐린 투여량을 조정해야 한다.

3

식후 운동

식후혈당의 급상승을 억제하는 식후 운동이야말로
가장 중요한 당뇨병 대책!
식사로 섭취한 당의 연소를 촉진하는 '5초 앉기'가 효과적이다.

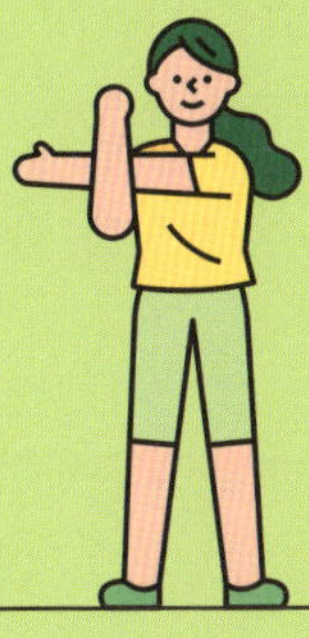

교토부립의과대학교 객원강사 **가지야마 시즈오**

당화혈색소를 낮추려면 식후혈당의 급상승을 식후 운동으로 억제하는 것이 무엇보다도 중요하다

당뇨병 치료의 목표는 혈당이 정상범위에서 안정되도록 혈당을 조절하는 것이다. 그렇게 하면 합병증 발병이 최소한으로 억제된다. 비당뇨환자의 혈당은 보통 식후에 완만하게 상승했다가 시간이 지나면 정상 수준으로 돌아간다. 하지만 당뇨환자는 식후에 혈당이 급상승했다가 차츰 낮아지기는 해도 비교적 높게 유지된다. 그 때문에 혈당 강하제를 복용하거나 때로는 인슐린 주사를 맞아야 한다.

혈당 강하제나 인슐린 주사는 혈당이 병적으로 상승했더라도 대개 정상 수준까지 되돌아가게 해준다. 하지만 환자에 따라서는 식후혈당이 널을 뛰며 급상승했다가 급강하하는 일이 있다. 이렇게 혈당이 급격하게 변동하는 것을 혈당 스파이크 또는 혈당 롤러코스터라고 한다.

혈당이 급격하게 변동되면 온몸의 혈관이 손상되는 동시에 인슐린을 만들어내는 췌장의 베타세포가 더 많은 인슐린을 만들어야 하기 때문에 췌장이 혹사당한다. 자연히 췌장이 약해져 인슐린 분비 능력이 한층 저하되면서 당뇨병이 악화된다.

다음 그래프의 빨간 선은 초기 당뇨환자의 혈당치이다. 이 환자는 혈당 강

당뇨환자는 혈당이 요동치기 쉽다

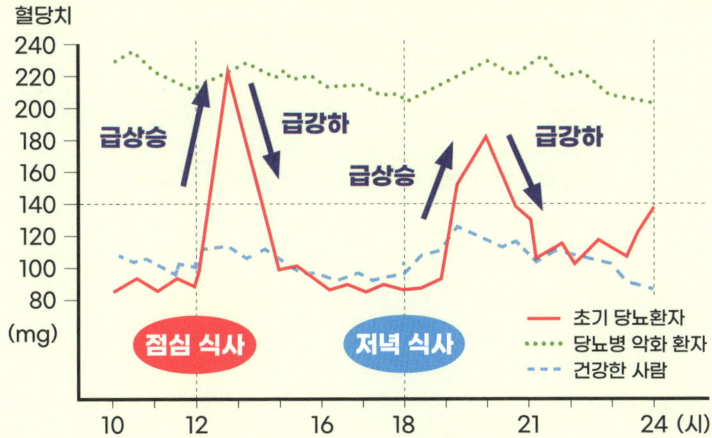

당뇨환자는 식후혈당이 널뛰기 쉽다.
이런 급격한 혈당치 변동을 혈당 스파이크 또는 혈당 롤러코스터라고 한다.
혈당의 변동 폭이 크면 혈당 조절이 잘 되지 않는다.

하제를 복용하고 있고, 식사와 식사 사이의 혈당은 낮은 수준이지만 식사를 할 때마다 혈당 스파이크를 일으키는 것이 보인다. 식사로 밥이나 빵, 면류, 과일 등을 먹을 때마다 혈당 스파이크가 일어나는 것이다.

이처럼 혈당이 크게 변동하고 있다면 혈당 조절의 지표인 당화혈색소는 좀처럼 떨어지지 않는다. 혈당 스파이크를 억제하는 가장 효과적인 방법은 식후에 적절한 운동으로 근육을 움직이는 것이다.

식후 운동은 인슐린 도움 없이 혈당을 제거하는 GLUT4를 활성화하여 혈당치 급상승을 억제한다

당뇨환자는 식후혈당의 급상승 즉 혈당 스파이크를 막기 위해 식사를 마치면 적절한 운동을 하는 것이 중요하다. 운동으로 근육을 움직이면 당대사가 활발해져 혈액 속 포도당이 에너지로 소비되기 때문이다.

운동을 하면 근육의 세포 속으로 포도당을 흡수시키는 당 수송담체 GLUT4의 작용이 활성화된다. 일상적으로 GLUT4는 근육 속에서 잠자는 상태로 있는데, 운동을 하여 자극을 받으면 근육세포의 표면에 나타나 인슐린 작용과는 별도로 포도당을 세포 속으로 흡수시킨다.

당뇨환자는 근육의 포도당 흡수율이 저하되어 있다. 다음의 그래프는 건강한 사람과 제2형 당뇨병 환자를 대상으로 혈액 속 포도당의 흡수율을 비교한 해외 연구 결과이다.

식사를 하면 당질은 '복부 장기', '지방조직', '근육', '뇌'에 흡수된다. 이 중 포도당을 가장 많이 흡수하는 것은 근육이다. 몸을 움직이는 근육은 에너지 소비량이 크기 때문에 포도당을 많이 흡수해야 한다. 건강한 사람과 제2형 당뇨병 환자의 조직별 포도당 흡수율을 비교하면 복부 장기와 지방조직, 뇌에서는 거의 차이가 없다. 하지만 근육의 흡수율은 제2형 당뇨병 환자가 건강한

근육이 당을 태운다

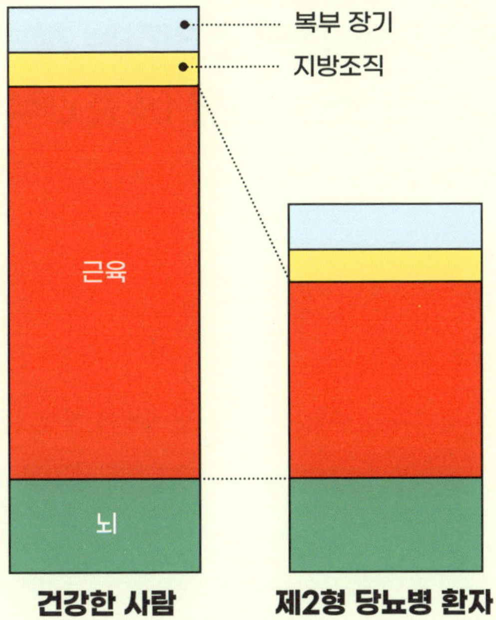

*출처: DeFronzo RA:Diabetes 37(6): 667-687, 1988

제2형 당뇨병 환자는 건강한 사람에 비해 근육에서 포도당을 흡수하는 비율이 절반밖에 되지 않는다. 그 때문에 GLUT4 활성화가 필요하다.

사람의 절반 정도에 불과하다.

즉 제2형 당뇨병 환자는 건강한 사람에 비해 근육이 쇠약해져 있고, GLUT4의 작용도 나쁘다는 의미이다. 그러므로 당뇨환자는 식후 운동으로 포도당 흡수율을 높이는 것이 중요하다.

최신 연구보고에 따르면, 소비 에너지가 낮은 사람이라도 가벼운 운동을 매일 계속하는 것만으로 GLUT4를 활성화시킬 수 있음이 확인되었다.

식후 운동은 혈당을 대량 소비하는 허벅지 근육을 효율적으로 쓰는 '스쾃'이 효과적이다

식후 운동으로는 집에서 할 수 있는 '스쾃(squat, 스쿼트)'을 권장한다. 스쾃을 하면 하반신 근육이 집중적으로 단련된다. 온몸 근육의 약 70퍼센트는 하반신에 있다. 특히 허벅지의 대퇴사두근은 인체에서 가장 큰 근육에 속한다. 장딴지의 하퇴삼두근(비복근, 가자미근 등), 엉덩이의 대전근도 큰 근육이어서 혈액 속 포도당을 대량 흡수한다. 하반신 근육을 늘리면 근육의 포도당 요구량도 늘어나 췌장에서 분비되는 인슐린이 모든 장기·조직뿐 아니라 근육에까지 포도당을 전달해야 하기 때문에 인슐린의 기능이 향상되는 것이다. 스쾃은 이들 하반신 근육을 한꺼번에 움직일 수 있는 더없이 효율적인 운동법이다.

대퇴사두근은 인체 최대의 근육

※정면에서 본 그림

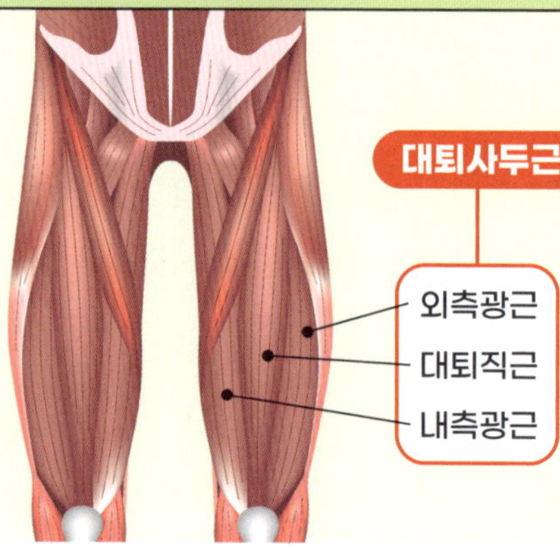

하반신에는 온몸 근육의 70퍼센트가 집중되어 있다.

그중에서도 허벅지의 대퇴사두근은 포도당을 대량 소비하기 때문에 스쾃은 혈당 조절에 최적의 운동이다.

스쾃의 효과는 산소를 흡수하면 더욱 높아진다. 가장 좋은 방법은 식후의 1분 운동 '5초 앉기'

나는 오랫동안 당뇨병 치료에 효과적인 운동법을 모색해왔다. 그 가운데 반응이 좋았던 것이 '단전호흡'을 도입한 운동법이다.

단전호흡은 기공에서 쓰이는 호흡법의 하나이다. 구체적으로는, 배꼽에서 손가락 4개 정도 두께(약 4~5센티미터) 아래 있는 단전으로 기를 받아들여 그것을 온몸에 순환시킨다고 생각하면서 코로 숨을 들이마시고 입으로 숨을 내뱉는 호흡법이다. 복식호흡 요령을 떠올리면 된다. 단전의 위치는 다음의 그림을 참조하면 된다.

여기서 말하는 기(氣)란 동양의학에서 말하는 생명 에너지를 일컫는다. 원래 기공은 중국 고래의 건강법으로, 외기(外氣, 자신 외측에 있는 천지만물의 근원이 되는 에너지)와 내기(內氣, 자신의 내측에 있는 인체의 근원이 되는 에너지)를 이용하는 것이다. 단전호흡으로 기공을 하면 몸의 구석구석까지 산소를 보내 내장을 강화할 수 있다고 한다. 그러면 전신의 대사가 향상되어 혈당을 효과적으로 소비할 수 있다. 이는 유산소운동으로 얻을 수 있는 효과와 마찬가지라고 할 수 있다.

당뇨병 개선에 효과적인 '단전호흡을 도입한 운동법' 첫 번째는 '5초 앉기(슬로우 스쾃)'이다. 이는 일반적인 스쾃에 단전호흡을 도입해 허벅지 대퇴사두근을 효율적으로 키울 수 있는 방법이다. 또 전신의 혈류가 촉진되어 허벅지 근육 전체를 적당하게 자극할 수 있어서 혈당치 개선에도 효과적이다. 비가 오는 날이나 추운 겨울에도 실내에서 손쉽게 할 수 있다는 장점도 있다.

5초 앉기의 요령은 단전을 의식하면서 숨을 내쉬며 5초에 걸쳐 앉고, 숨을 마시면서 5초에 걸쳐 일어서는 것이다. 단전호흡과 스쾃을 연동시킨 트레이닝이다. 실시 횟수는 하루에 2번, 아침과 저녁 식사 30분 후에 하는 것이 제일 좋다. 이 동작을 1분 동안 실시하는 것만으로 혈당 스파이크를 예방할 수 있어 동맥경화 진행을 억제하는 데 도움이 된다.

단전이 있는 위치

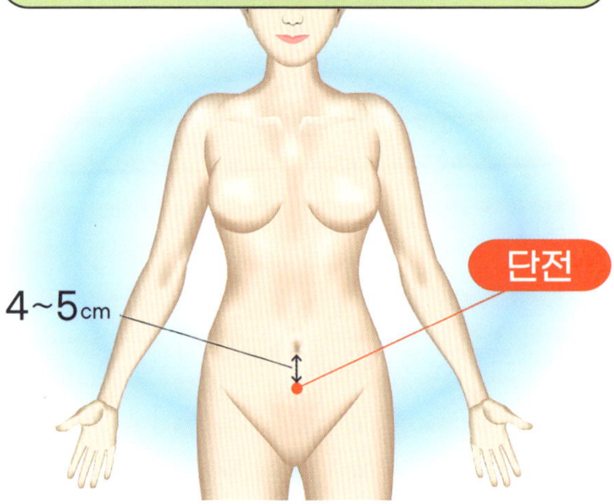

단전은 배꼽에서 손가락 4개 정도 두께(약 4~5cm) 아래 있다.
중국에서는 예로부터 단전에 기(생명의 에너지)가 집중된다고 여기고 있다.

'5초 앉기'에 더해 집안에서 '2보 1호흡 걷기'를 하면 효과가 절대적이어서 식후혈당 수치가 뚝뚝 떨어진다

당뇨병 개선에 효과적인 단전호흡을 도입한 운동법 두 번째는 '2보 1호흡 걷기'이다. 단전을 의식하면서 숨을 들이마시며 천천히 한 걸음을 내딛고, 숨을 뱉으며 천천히 또 한 걸음 내딛기를 반복한다.

당뇨병을 개선하는 데는 속보가 효과적이라는 말도 있지만, 합병증이 있는 중증 환자는 일상적으로 걷는 것조차 힘든 사람도 있다. 당뇨병을 앓는 사람은 협심증이나 심근경색 같은 병을 안고 있는 경우가 많아서 무리하게 격한 운동을 하는 것은 위험하다. 그런 면에서 볼 때 2보 1호흡 걷기는 혈당은 떨어뜨리면서도 심박수(심장이 1분 동안 박동하는 횟수)는 운동 전과 별로 달라지지 않는 비교적 편안하고 안전한 운동법이다.

2보 1호흡 걷기는 식사 후에 하는 것이 효과적이다. 식후 1시간 이내에 집안에서 2보 1호흡 걷기를 20~30분 동안 대략 20~30세트 해보자. 5초 앉기 운동을 하고 그다음에 2보 1호흡 걷기를 해주면 식후혈당 상승을 억제하는 효과도 한층 높아질 것이다.

혈당제거물질 'GLUT4'를 늘린다!

5초 앉기 방법

기본자세

1

1 양발을 어깨너비로 벌리고 서서 긴장을 푼다.
손바닥을 위로 하여 양손을 배꼽 아래 두고 단전을 의식한다.

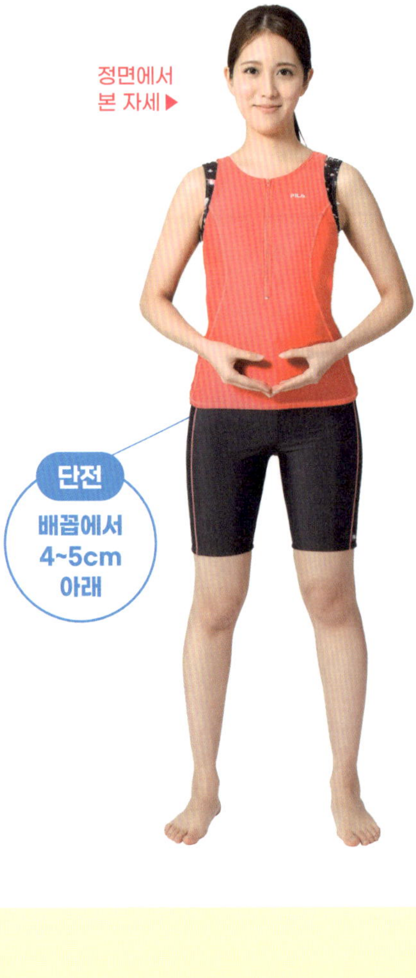
정면에서
본 자세 ▶
단전
배꼽에서
4~5cm
아래

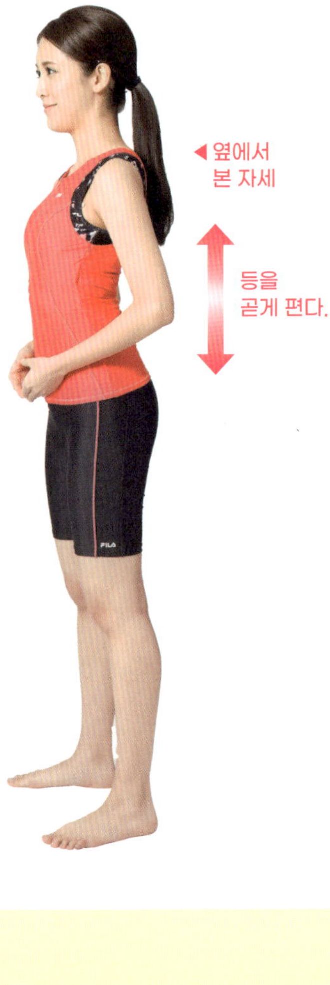
◀ 옆에서
본 자세
등을
곧게 편다.

1세트 **1분**

체조 시작 — ❷ — ❸

❷를 비스듬히 앞에서 본 자세 ▶

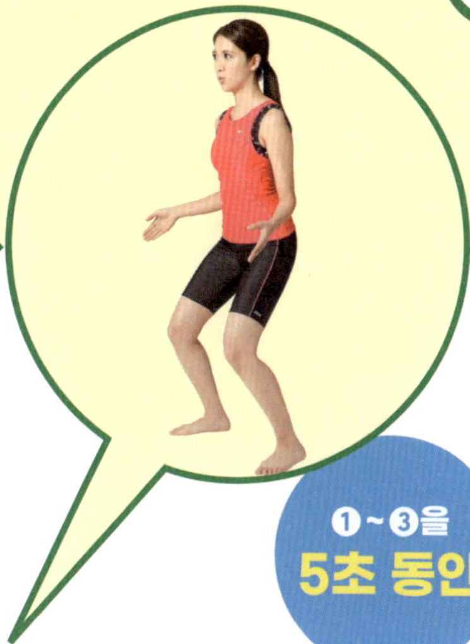

2·3 등을 곧게 편 채 입으로 숨을 내쉬면서 양손을 좌우로 벌리고 5초에 걸쳐 천천히 앉는다(❷❸).

❶~❸을 **5초 동안**

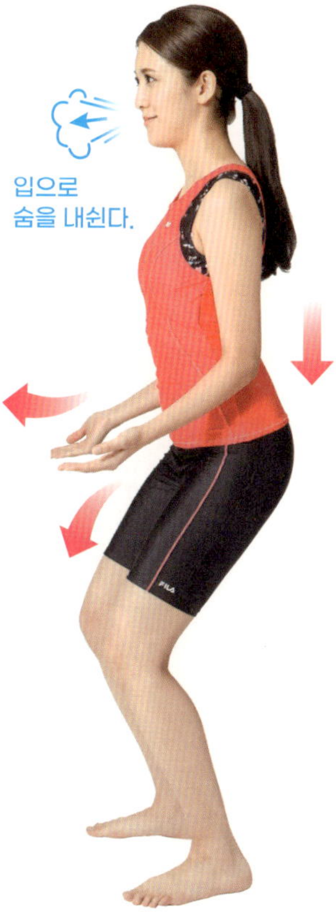

입으로
숨을 내쉰다.

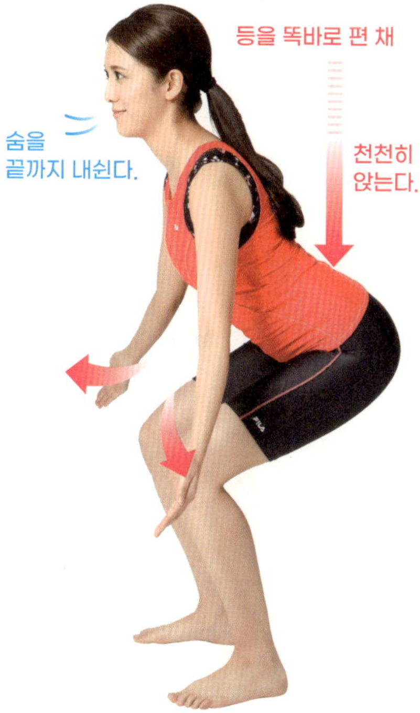

등을 똑바로 편 채
숨을
끝까지 내쉰다.
천천히
앉는다.

혈당제거물질 'GLUT4'를 늘린다!

5초 앉기 방법(계속)

4

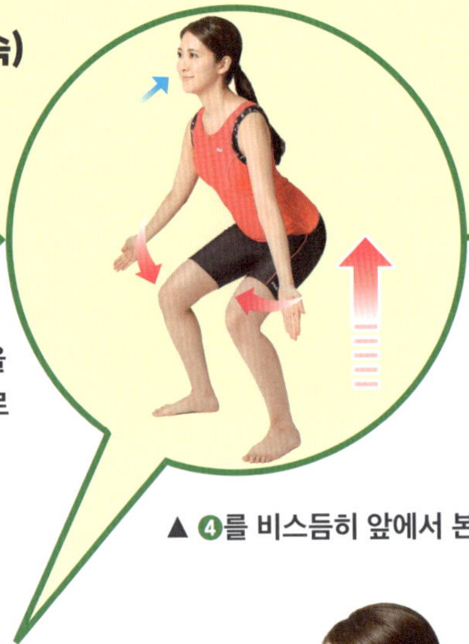

▲ ❹를 비스듬히 앞에서 본 자세

5

4·5 숨을 끝까지 내쉰 후 코로 숨을 들이마시면서 양손을 안쪽으로 서서히 모으며 5초 동안 천천히 몸을 일으킨다(❹❺).

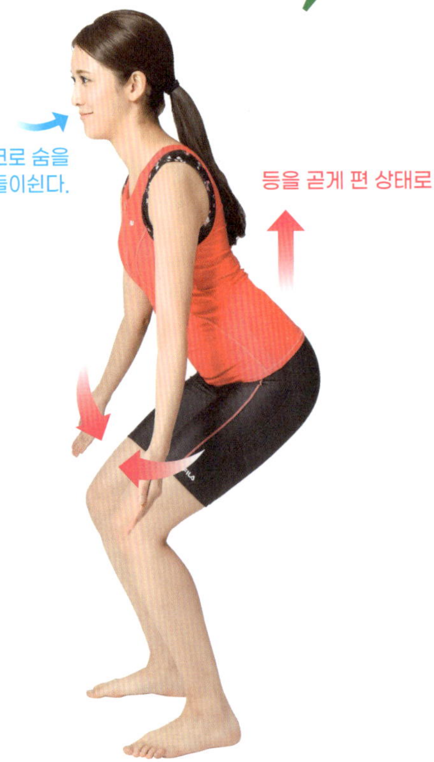
코로 숨을
들이쉰다.
등을 곧게 편 상태로

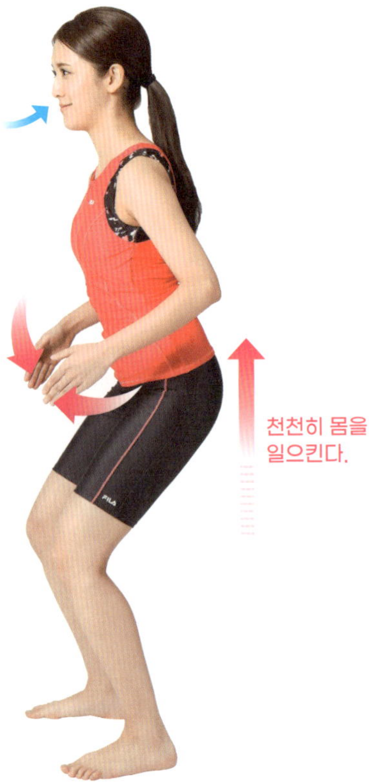
천천히 몸을
일으킨다.

6세트 **1분**

1세트 = ❶～❻ × 6회 = 1분 동안

※ 체력에 자신이 없는 사람은 3-4세트만 해도 좋다.

6

6　❶의 자세로 되돌아간다.
❶~❻을 6회 반복한다.

❹~❻을
5초 동안

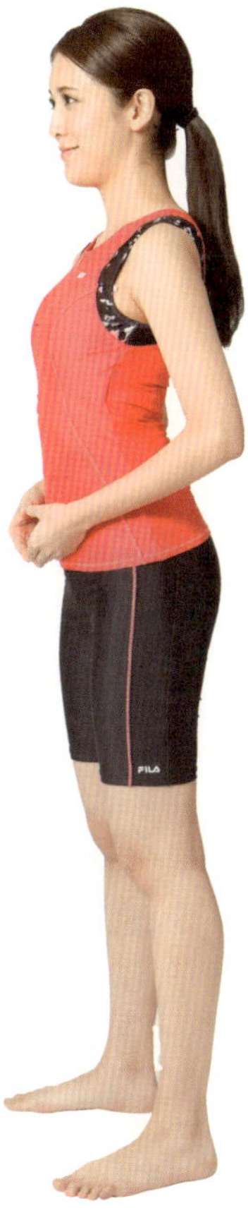

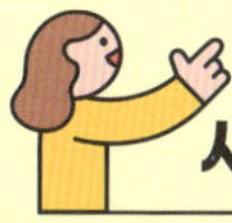

체력에 자신이 없는 사람은 이렇게 해도 된다!

5초 앉기를 하면 몸이 휘청거리는 사람이나 1분 동안 계속할 수 없는 사람이라면 다음 방법을 추천한다!

!

의자를 사용한다.

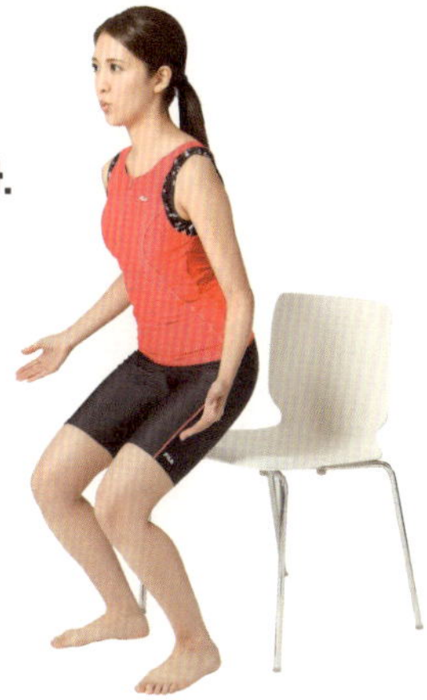

의자에서 일어섰다 앉았다를 반복한다.

!

테이블에 몸을 지탱한다.

양손은 테이블을 짚고 해도 된다.

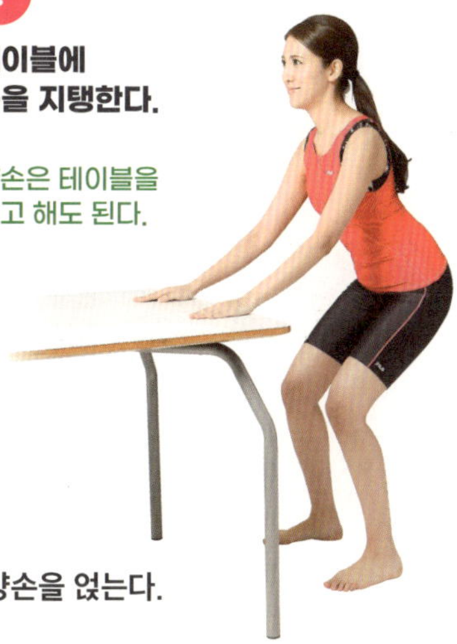

테이블에 양손을 얹는다.

5초 앉기의 효과를 더 높인다!

2보 1호흡 걷기 방법

준비 체조

1 양발을 어깨너비로 벌리고 선다.

2 단전 바로 앞에서 양손으로 작은 풍선을 든 모양을 만든다.

3 코로 천천히 숨을 들이마시면서 작은 풍선을 들어올리는 이미지로 양손을 가슴까지 올린다.

4 입으로 숨을 가늘고 길게 내쉬면서 양손을 단전까지 천천히 내린다.

※ ❶~❹를 30초 동안 실시, 10회 반복한다.

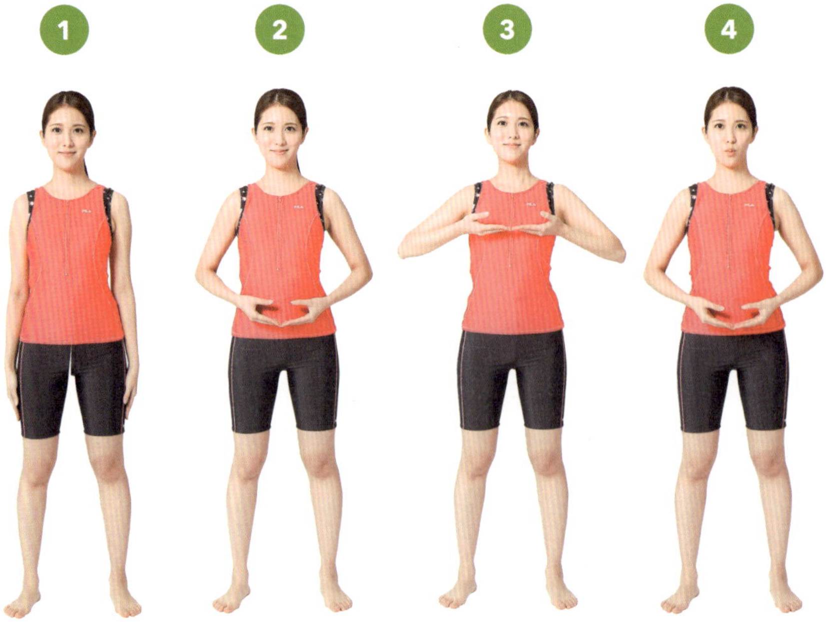

1세트 **1분**

1세트 = ❶~❹ 10초 × 6회 = 1분 동안

※ 10~15세트 후 2분 동안 쉬고 다시 10~15세트 실시하면 좋다.

체조 시작

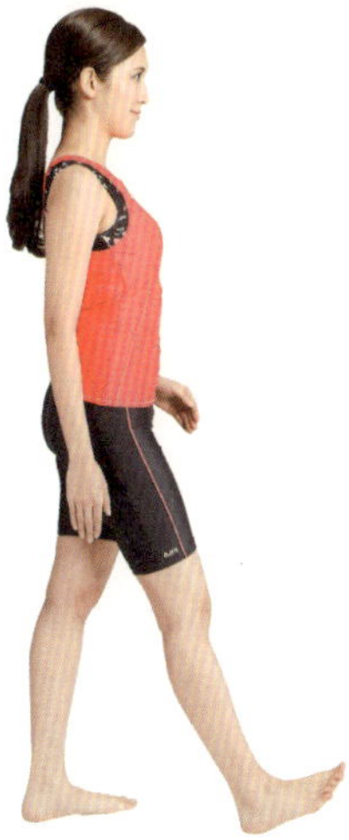

1

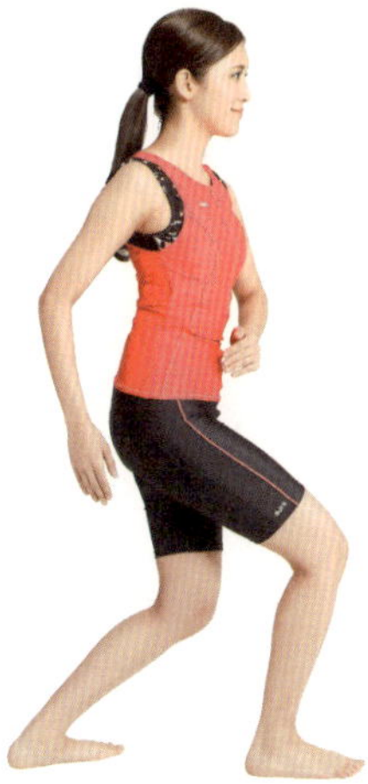

2

1 코로 숨을 천천히 들이마시면서 양팔을 몸 왼쪽을 향해 크게 젓기 시작한다. 동시에 왼발을 가능한 한 천천히 바닥을 스치듯 내밀어 뒤꿈치부터 착지한다.

2 왼발 뒤꿈치가 착지했으면 이번에는 입으로 숨을 가늘고 길게 뱉으면서 왼발을 발끝까지 착지시키고 오른쪽 무릎을 굽혀 상체를 낮춘다. 이때 왼손은 몸 왼쪽 뒤로, 오른손은 단전을 향하여 젓는다.

3

4

3 숨을 끝까지 내쉰 후 코로 숨을 천천히 들이마시면서 양팔을 몸 오른쪽을 향해 크게 젓기 시작한다. 동시에 오른발을 가능한 한 천천히 바닥을 스치듯 앞으로 내딛어 뒤꿈치부터 착지한다.

4 오른발 뒤꿈치가 착지했으면 이번에는 입으로 숨을 가늘고 길게 뱉으면서 오른발을 발끝까지 착지시키고 왼쪽 무릎을 굽혀 몸을 낮춘다. 이때 오른손은 몸의 오른쪽 뒤로, 왼손은 단전을 향하여 젓는다.

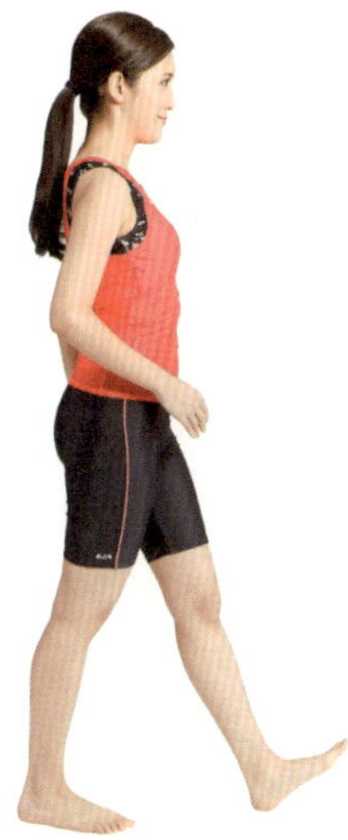

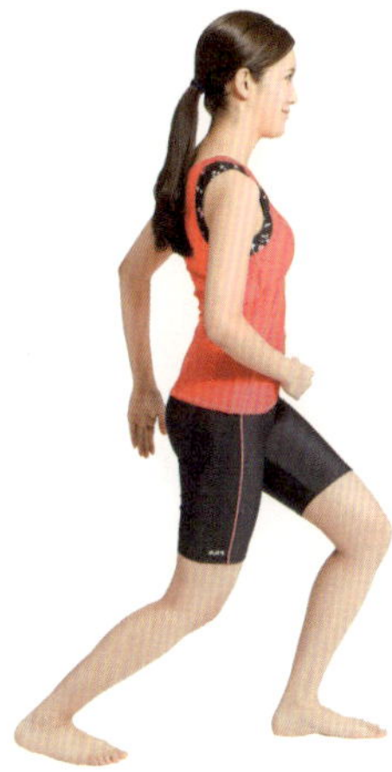

5초 앉기의 효과를 더 높인다!

2보 1호흡 걷기 방법(계속)

정리 체조

1 양발을 어깨너비로 벌리고 서서 허리에 양손을 얹는다.
코로 숨을 천천히 들이마시면서 손바닥으로 옆구리를 쓰다듬듯 양손을 올린다.

2 입으로 숨을 가늘고 길게 내쉬면서 양손을 가슴까지 내린다.

3 그대로 양손을 단전까지 내린다.

※ ❶~❸을 30초 동안 실시, 10회 반복한다.

4 마지막으로 코로 숨을 들이마시면서 벌리고 있던 다리를 모으고, 입으로 숨을 내쉬면서 팔을 몸 옆에 붙인다.

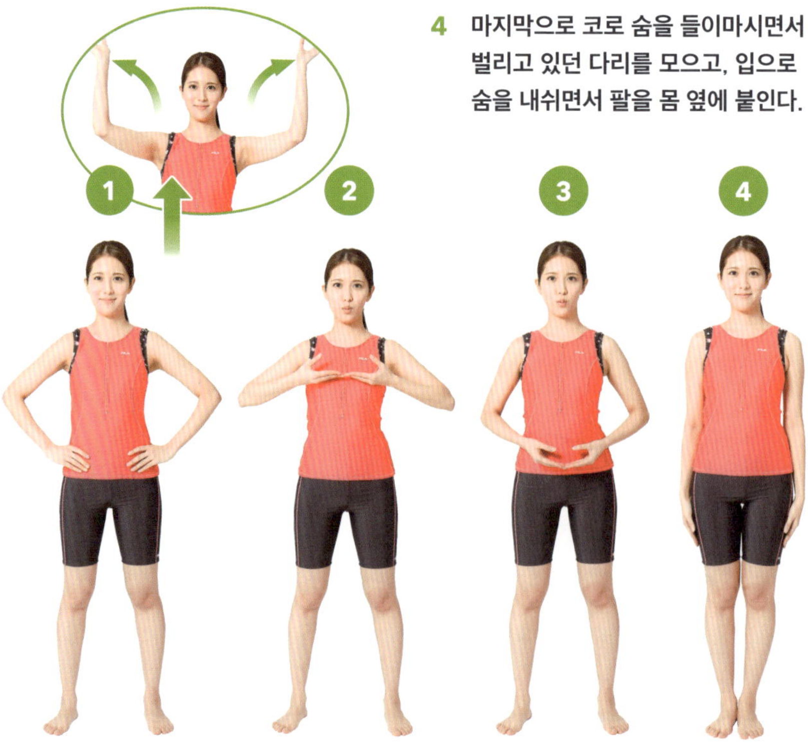

사례 보고 1

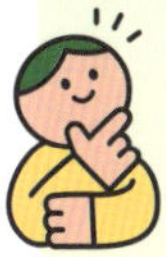

'5초 앉기'를 했더니 10.7퍼센트였던 당화혈색소가 6퍼센트대로 떨어져 입원 치료가 필요 없어졌다

회사원 우키타 고이치 씨(당시 54세, 가명)는 편식과 운동 부족으로 40대 후반부터 갑자기 살이 찌고 고혈압까지 생겼다. 그리고 3년 전에 혈당이 비정상적으로 상승하여 가까운 병원에 갔다가 당뇨병 진단을 받았다.

우키타 씨의 체중은 85kg이고, 신장은 169센티미터인데, 공복혈당이 162mg(기준은 110mg 미만. 126mg 이상이면 당뇨병형), 당화혈색소는 10.7퍼센트(6.5퍼센트 이상이면 당뇨병)나 되어 의사가 입원 치료(교육입원)를 권고했다.

하지만 입원 치료를 피하고 싶었던 우키타 씨는 우리 병원에 찾아와서 다른 방법이 없는지 문의했다. 내가 볼 때 우키타 씨는 혈당이 확실히 높긴 했지만 아직 약물치료를 할 정도는 아니라고 판단됐다. 그래서 우키타 씨에게 입원 치료를 하기 전에 우선 자택에서 식사요법과 운동요법을 실천하도록 권고했다.

식사요법으로 추천한 것은 '먹는 순서 요법(88~93쪽 참조)'이고, 운동요법으로 권한 것은 5초 앉기이다. 이것을 하면 허벅지 근육에 적절한 부하가 가해져 혈당이 근육에 흡수되면서 효율적으로 소비된다. 비만이었던 우키타 씨는 이 운동이라면 쉽게 할 수 있을 것 같아서 아침 식사 후와 저녁 식사 후에 18회(3세트)씩 매일 빼놓

5초 앉기

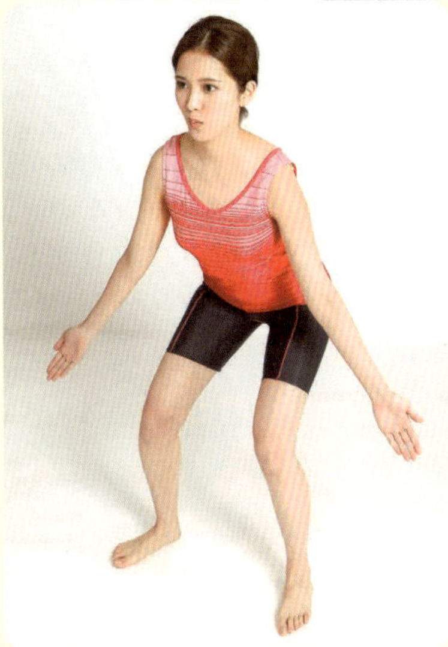

숨을 내쉬면서 앉는다

앉을 때는 5초 동안 입으로 가늘고 길게 숨을 내쉬는 것이 요령이다.

지 않고 실천했다고 한다.

그러자 3개월 후 우키타 씨의 식후 2시간 혈당은 108mg(기준은 140mg 미만)으로 정상범위가 되었고, 당화혈색소도 6.9퍼센트까지 낮아졌으며, 체중도 12kg이나 줄었다.

이렇게 입원 치료를 피할 수 있게 된 우키타 씨는 그 후로도 5초 앉기를 계속하며 매일 해오던 운동요법을 멈추지 않았다. 그 결과 지금까지도 거의 약을 복용하지 않으면서 혈당을 정상으로 유지하고 있다.

사례 보고 2

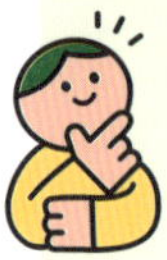

한때는 300mg을 넘었던 공복혈당이 '5초 앉기'를 하니 92mg으로 떨어져 약이 필요 없어졌다

야마모토 준코 씨(당시 48세, 가명)는 7년 전 국가검진에서 공복혈당이 300mg 가까이 나와 당뇨병으로 진단받았다. 평소 달콤한 과자류 등을 많이 먹은 것도 원인이겠지만 돌아가신 어머니도 당뇨병이었다는 유전적 요인도 관계있어 보인다. 처음 방문한 병원에서 간단한 식사요법과 약 복용법을 처방받아 따랐지만 혈당은 생각만큼 떨어지지 않았다고 한다.

그런 야마모토 씨가 우리 병원을 찾아온 것은 약 3년 전이었다. 그때까지의 경위를 들은 후 나는 야마모토 씨에게 5초 앉기를 권했다.

야마모토 씨는 5초 앉기를 매일 아침 식사 후와 저녁 식사 후에 24회(4세트) 정도 했다고 한다. 그러자 3개월 후 공복혈당이 100mg까지 떨어졌고, 반년 후에는 92mg으로 떨어졌으며, 당화혈색소도 5.2퍼센트로 정상범위가 되었다.

나는 이 시점에서 야마모토 씨에게 약 복용을 중단하도록 했다. 현재도 야마모토 씨는 식사 개선과 함께 5초 앉기를 계속하며 혈당을 양호하게 유지하고 있다.

사례 보고 3

'5초 앉기'에 더해 '2보 1호흡 걷기'까지 했더니 당화혈색소는 거의 정상이 되었고, 체중도 7kg 줄었다

요코이 겐사쿠 씨(당시 59세, 가명)는 회사의 관리직으로 항상 스트레스를 받으며 바쁘게 지내는데, 거의 매일 접대로 술을 마시고, 식사도 불규칙하게 하고 있었다. 그러다 3년 전 직장 건강검진에서 고혈당과 내장지방형 비만이 발견되어 우리 병원을 찾아왔다.

초진 시 요코이 씨의 공복혈당은 약 200mg, 당화혈색소는 8.1퍼센트, 체중은 75kg, 복부 둘레는 90센티미터(신장 170센티미터)였다.

나는 요코이 씨에게 혈당약을 처방하고, 먹는 순서 요법과 동시에 유산소운동인 걷기를 권했다. 하지만 요코이 씨는 너무 바빠 걷기 운동을 할 시간을 내기 힘들었고, 살이 찐 탓에 조금만 걸어도 금세 숨이 차올랐기 때문에 2, 3일 만에 포기하고 말았다.

그래서 다시 권한 것이 5초 앉기와 2보 1호흡 걷기이다. 이것은 집에서도 약간의 공간만 있으면 할 수 있는 운동이다. 2보 1호흡 걷기는 5초 앉기와 마찬가지로 복식호흡을 하면서 한 걸음 내딛을 때마다 몸을 낮추고 가능한 한 천천히 발을 지면에 가까이 대고 걷는 운동이다.

요코이 씨는 우선 5초 앉기를 아침 식후와 저녁 식후에 18회(3세트)씩 했다. 나아가 직장에서도 점심시간을 활용해 이 운동을 했더니 혈당이 서서히 떨어지기 시작했다.

2보 1호흡 걷기

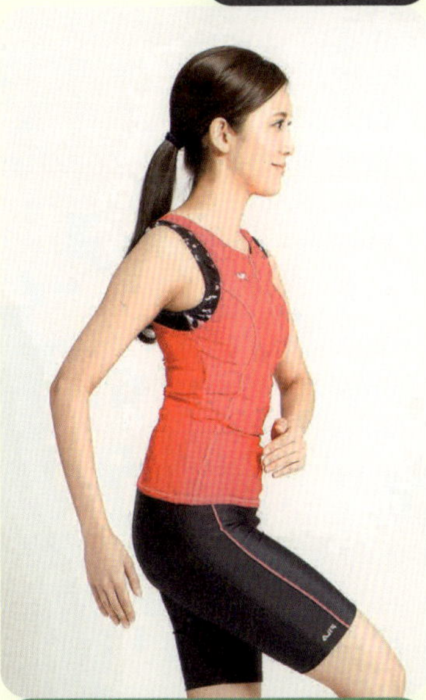

1보 걸을 때마다 몸을 낮춘다

천천히 한 걸음 내딛을 때 숨을 내쉬며 몸을 낮추고, 두 번째 걸음에 숨을 들이마시며 몸을 낮추기를 반복한다.

운동의 효과와 즐거움에 눈뜬 요코이 씨는 1주일에 3일 정도 2보 1호흡 걷기에도 도전했다. 5초 앉기를 한 뒤에 2보 1호흡 걷기 운동을 10~15분 정도 했다고 한다. 그 결과 반년 후에는 공복혈당이 100mg, 당화혈색소는 6.2퍼센트까지 낮아졌고, 체중도 68kg으로 줄었다.

4

외출 운동

그냥 '걷기'만 해서는 혈당 강하 효과를 충분히 얻을 수 없다.
다리 근육을 늘리는 '근육 트레이닝 걷기' 방식으로 걸으면
혈당연소력이 높아져 효과가 월등히 높아진다!

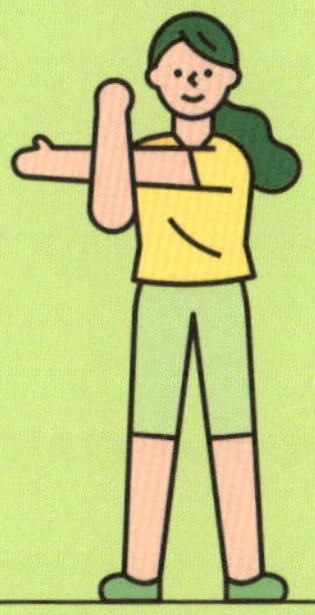

신주대학교대학원 의학연구과 특임교수 **노세 히로시**

외출할 때는 '빠르게 걷기'가 혈당 관리에 약보다 좋다

일반적으로 당뇨병을 개선하기 위한 운동으로는 걷기 등 유산소운동을 권한다. 하지만 막연하게 거니는 정도로는 높은 혈당을 안정된 수준으로 낮추는 효과까지 기대하기 어렵다.

오랜 세월 스포츠의학을 연구해온 나는 걷기의 효과에 대해 의문을 느꼈다. 걷기는 건강에 유익하고 혈당이나 혈압을 안정시키는 데 도움이 된다고 하지만 내 연구에 따르면 무작정 오랜 시간 걸어도 높은 혈당이나 혈압이 낮아지는 효과는 기대만큼 나타나지 않았기 때문이다.

그래서 국제표준으로 삼고 있는 〈운동처방 지침(미국 스포츠의학회)〉의 상세한 내용을 살펴보니, 혈당이나 혈압을 낮추려면 최대 체력의 60퍼센트 이상의 강도로 운동하는 것을 추천하고 있었다. 즉 평소대로 걷는다면 최대 체력의 40퍼센트 정도밖에 쓰이지 않아 혈당이나 혈압을 낮추기에는 운동 강도가 부족한 것이다.

나는 개인의 최대 체력의 60퍼센트 이상을 이끌어내는 새로운 보행법을 개발하여 지금까지 9,000명 이상의 중장년을 대상으로 효과를 검증해왔다. 그 결과 고혈당, 고혈압, 지질이상증, 비만 따위의 생활습관병 리스크(생활습관병 지표)가 약 20퍼센트나 낮아진 것으로 판명되었다. 특히 고혈당인 사람들이 그 보행법을 5개월 동안 계속한 결과 그중 30퍼센트 이상의 사람이 개선되었다.

최대 체력의 60퍼센트 이상이라고 해서 근육을 혹사하는 힘든 보행을 할 필요까지는 없고, 살짝 숨이 찰 정도의 속도로 빠르게 걸으면 된다. 게다가 그 효과는 중간중간 휴식을 취하며 했을 때도 나타난다. 예를 들면 외출했을 때 별도의 시간을 내지 않고도 사람이 적은 공원이나 산책로에서 잠깐씩이라도 걸은 것을 다 합쳐서 하루에 총 15분 이상 빠르게 걸으면 된다. 그 결과 약 복용과 같은 정도의 혈당 저하 또는 혈압 저하 효과를 기대할 수 있다.

빠르게 걷기를 한다

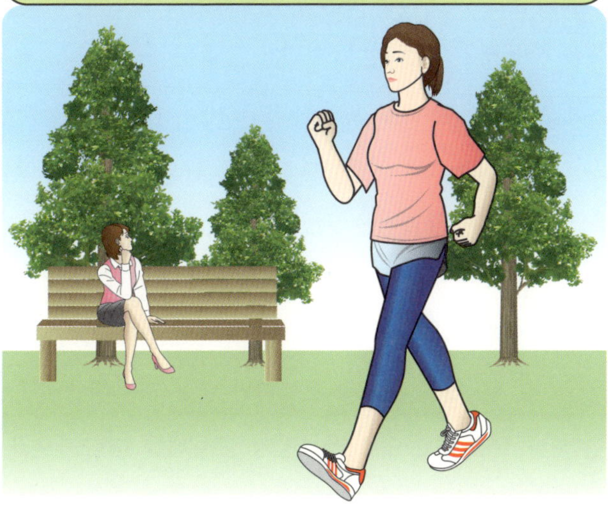

그저 막연하게 걷기만 해서는 충분한 혈당 강하 효과를 볼 수 없다.
사람이 적은 공원이나 산책로에서 하루 15분 이상 빠르게 걸어보자.

'빠르게 걷기'로 혈당을 효율적으로 소비하려면 등을 펴고 보폭을 넓게 하면서 팔을 크게 흔드는 것이 비결!

당뇨병을 개선하는 방법으로 빠르게 걷기를 추천하는 이유는 하반신에 있는 많은 근육을 사용하기 때문이다. 하반신 근육은 온몸 근육 중 70퍼센트를 차지하므로, 하반신 근육이 전부 활동하면 거기서 소비되는 산소량이 개인이 소비할 수 있는 최대치에 달하게 된다. 그러면 산소를 근육에 공급하기 위해 심폐기능도 풀가동된다. 당뇨병을 개선하려면 최대까지는 아니어도 60퍼센트 이상의 강도로 빠르게 걷기를 장기간 실행해야 한다.

빠르게 걷기를 안전하게 하려면 다음 세 가지 요령을 지켜야 한다.

우선 등을 쭉 펼 것. 언뜻 간단해 보이지만 많은 사람이 못하는 일이다. 머리 뒤에서 수건 양 끝을 양손으로 잡아당기는 상태를 떠올려보라. 가슴이 펴지고 등이 늘어날 것이다. 바로 이 감각이다. 그것이 어렵다면 턱을 살짝 들고 25미터 정도 앞을 보는 것만으로도 좋다.

두 번째는 보폭을 넓혀 걸을 것. 평소보다 15센티미터 정도 큰 보폭으로 발을 내밀면서 뒤꿈치부터 착지하면 자연스럽게 성큼성큼 걷게 된다. 발뒤꿈치부터 착지할 때는 뒤꿈치에 강한 충격이 가해지지 않도록, 뒤에 있는 반대

쪽 발의 엄지발가락 부근으로 땅을 가볍게 차면서 내민 앞발 쪽으로 체중을 살짝 옮긴다.

마지막으로 팔은 팔꿈치를 직각으로 구부리고 앞뒤로 크게 흔들 것. 만약 양팔을 허리에 고정한 채 성큼성큼 걸으면 왼발을 앞으로 내밀 때는 허리가 시계방향으로 돌아가고, 오른발을 앞으로 내밀 때는 반시계방향으로 돌아가면서 허리에 부하가 가해진다. 하지만 팔을 크게 흔들면, 즉 오른발을 앞으로 내밀 때 왼팔을 앞으로 내밀고, 왼발을 앞으로 내밀 때 오른팔을 앞으로 내밀면 허리의 회전이 멈추어 허리가 안정된 상태로 빠르게 걸을 수 있다.

위에서 설명한 세 가지 요령은 언뜻 제각각인 동작으로 보이지만 사실 보폭을 크게 하고 허리를 안정시키며 오랫동안 빨리 걷기 위한 방법이라고 생각하면 쉽게 이해될 것이다.

등을 쭉 펴고, 팔은 크게 흔든다

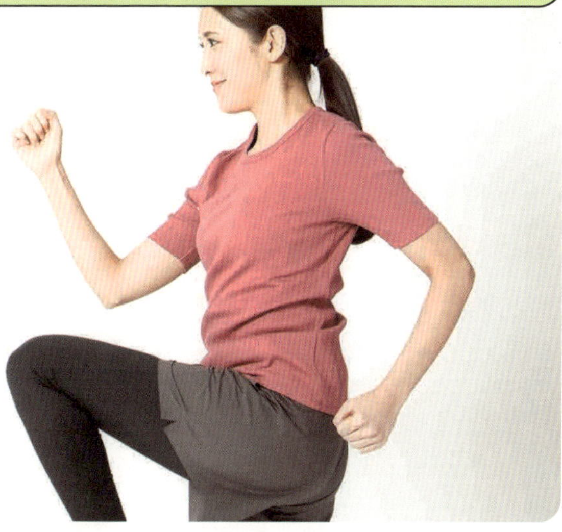

팔을 크게 흔들면 보폭이 커도 안정적으로 걸을 수 있다. 등을 펴고 걷는 것도 중요하다. 이렇게 하면 하반신 근육 활동이 커져 혈당연소력이 높아진다.

빠르게 걷기가 힘든 사람도 쉽게 할 수 있고, 피로가 쌓이지 않는다! 빠르게 걷기와 천천히 걷기를 반복하는 '근육 트레이닝 걷기'

자기가 지닌 최대 체력의 60퍼센트 이상 운동을 하는 것은 평소 운동습관이 없던 사람에게 쉬운 일은 아니다. 그 정도의 강도에 도달하면 근육에서 '젖산'이 나오기 시작하기 때문이다. 젖산은 근육이 일하는 데 필요한 산소가 충분히 공급되지 않을 때 생성되는데, 근육 속에서 생성되면 근육통이 발생하고 혈액 속에 생성되면 숨이 차거나 두근거리게 된다. 그런 자극이 생기면 '힘들다'고 느끼게 된다.

운동습관이 없던 사람은 '힘들다'는 이 느낌이 괴로워서 포기하려 들기 쉽다. 하지만 젖산은 자기 최대 체력의 60퍼센트 이상의 운동을 시작하고부터 2분 이상 지나야 생성되기 시작하기 때문에 '앞으로 1분만 견디면 천천히 걷기를 해도 된다'고 미리 머릿속에 지시를 해두면 대부분은 3분 동안 빠르게 걷기를 계속할 수 있다. 그후 3분 동안 천천히 걷기를 하는 사이 젖산이 대사되므로 근육통이나 숨이 찬 증상도 완화된다. 그러면 흥미롭게도 '또 해도 괜찮겠다'는 기분이 든다.

이후로는 그 반복이다. 우리 실험에서는 참가자의 95퍼센트가 빠르게 걷기 3분과 천천히 걷기 3분을 한 세트로 하여 하루 5세트 이상(30분 이상)의 근육 트레이닝 걷기(정식으로는 인터벌 속보)를 주 4일 이상 실행하며 5개월 동안 실시했다. 그 결과 당뇨병 등 생활습관병이 현저하게 개선되는 것이 확인되었다.

이후의 연구에서 근육 트레이닝 걷기는 꼭 이 프로그램대로 하지 않더라도 일주일에 다 합쳐 60분 동안 빠르게 걷기만 하면 같은 효과를 얻을 수 있다는 것이 밝혀졌다. 예를 들면 빠르게 걷기를 1회당 3분 계속하기가 힘들면 1분으로 줄인다거나, 평일에 바쁘면 주말에 몰아서 근육 트레이닝 걷기를 하더라도 아무튼 일주일에 60분 이상 빠르게 걷기를 하면 된다. 그러니 자신의 체력과 상황에 맞추어 실시해 보자.

빠르게 걷기와 천천히 걷기를 반복한다

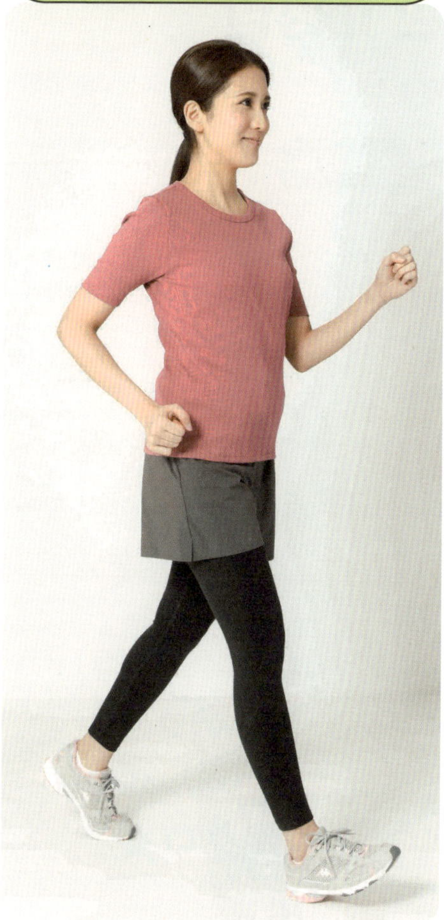

빠르게 걷기를 계속하면 금세 숨이 차오르므로 '천천히 걷기 3분 → 빠르게 걷기 1분(정식으로는 3분)'을 번갈아 반복적으로 하는 '근육 트레이닝 걷기'를 하면 좋다.

근육 트레이닝 걷기 방법

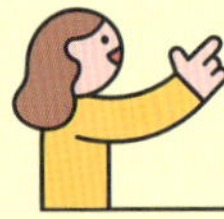

체조의 효과

혈당을 대량 소비하는 **다리의 근육이 늘어** 혈당이 낮아질 수 있다.

전체 흐름

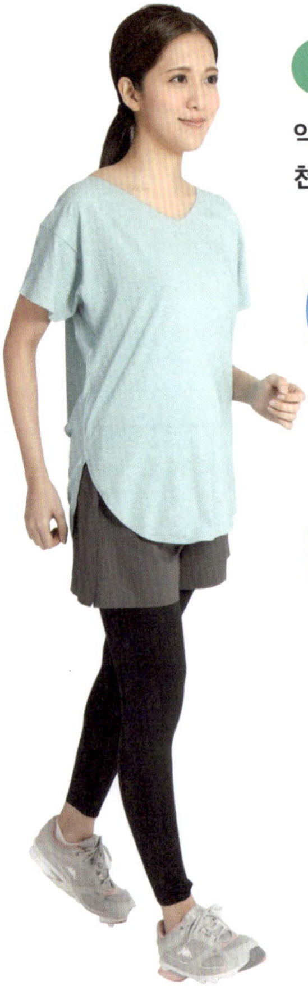

천천히 걷기

약 3분 동안 작은 보폭으로 천천히 걷는다.

약 3분

5세트 반복

빠르게 걷기

약 1분 동안 큰 보폭으로 빠르게 걷는다.

약 1분

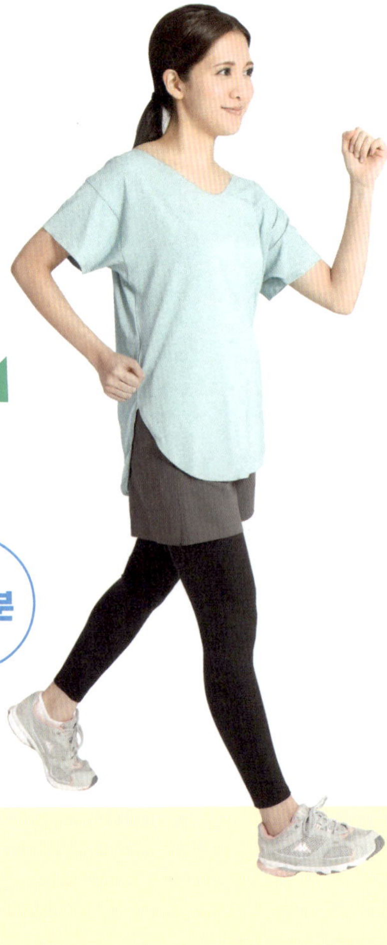

익숙해지면 3분으로 늘린다.
근육 트레이닝의 효과가 더 커진다!

빠르게 걷기 **1분**

1세트 4분 × 5회 = 20분 동안

천천히 걷기 시작 **약 3분**

천천히 걷기

등을 펴고 서서 좌우 아무 발이든 내딛는다.
팔은 가볍게 흔들며 작은 보폭으로 천천히 걷는다.

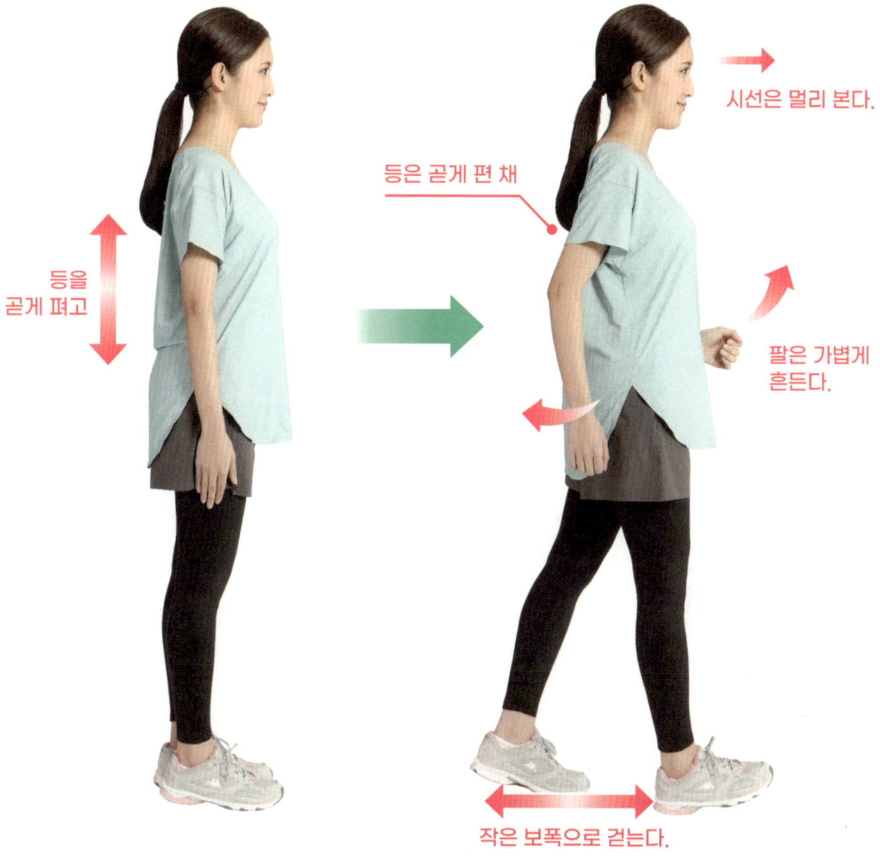

등을
곧게 펴고
등은 곧게 편 채
시선은 멀리 본다.
팔은 가볍게
흔든다.
작은 보폭으로 걷는다.

1세트 = 천천히 걷기 3분 + 빠르게 걷기 1분 = 4분 동안

빠르게 걷기 **1분**

근육 트레이닝 걷기 방법 (계속)

빠르게 걷기 시작 → **약 1분** →

빠르게 걷기

등을 편 채 양팔을 앞뒤로 크게 흔들며,
가능한 한 큰 보폭으로 살짝 땀이 밸 정도로 빠르게 걷는다.

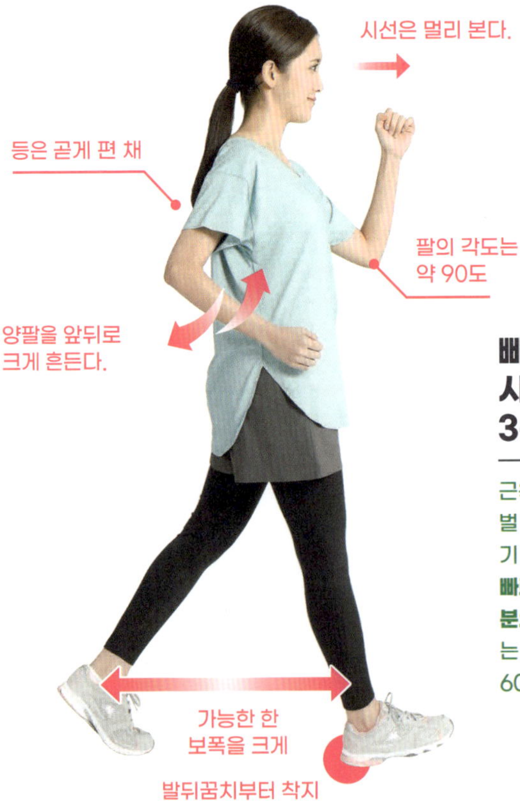

시선은 멀리 본다.
등은 곧게 편 채
팔의 각도는 약 90도
양팔을 앞뒤로 크게 흔든다.
가능한 한 보폭을 크게
발뒤꿈치부터 착지

효력 높이기

빠르게 걷기 시간을 1분에서 3분으로!

근육 트레이닝 걷기의 원형 '인터벌 속보'의 기본형은 '천천히 걷기 3분 + 빠르게 걷기 3분'이다. **빠르게 걷기 1분에 익숙해지면 3분으로 늘려 효력을 높이자.** 목표는 빠르게 걷기를 1주일 동안 총 60분 이상 하는 것.

천천히 걷기와 빠르게 걷기를 5~10회 반복한다.

5

체질 개선 근육 트레이닝 I
체간근 트레이닝

혈당을 소비하는 게 힘든 당뇨병 체질은 고령자도 쉽게 따라할 수 있는
대학병원식 '쉬운 근육 트레이닝'으로 개선될 수 있다.
첫 번째는 복부를 단련하는 '체간근 트레이닝'!

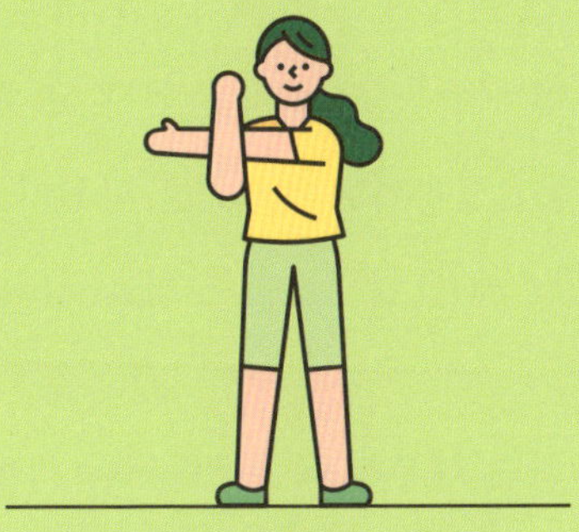

나고야대학교 명예교수 **사토 유조**

당뇨병 체질의 원흉은 복부의 체간근이 약해진 것이다. '쉬운 근육 트레이닝'을 일주일에 2, 3일만 해도 힘들이지 않고 체간근을 강화할 수 있다

당뇨환자는 비만으로 배에 군살이 붙은 경우가 적지 않다. 뱃살은 나이와 운동 부족으로 복근이 약해져 당대사가 저하했다는 증거이다.

복근은 겉에서 보아도 알 수 있는 표층근과 몸 깊숙한 곳에 있는 심부근육으로 크게 나뉜다. 배의 표층근에는 복부 전체를 보호하는 복직근, 옆구리에 뻗어 있는 외복사근이 있다. 외복사근 안쪽에는 내복사근, 그 안쪽에 내장을 지지하여 보호하는 심부근육인 '복횡근'이 있고, 이들 근육을 체간근이라고 한다. 이렇게 여러 개의 체간근이 겹쳐 있는 복근과 그 주위는 인체에서도 손꼽히는 근육 밀집구역이라고 할 수 있다.

이러한 체간근 단련을 목표로 근육 트레이닝을 하여 근육을 늘리면 혈당 소비량이 쑥쑥 늘어 당뇨병 체질을 개선할 수 있다. 실제로 대학병원 등에서 실시하고 있는 당뇨병 운동요법에서도 체간근을 단련하는 '저항운동(resistance exercise)'을 지도한다. 저항운동은 골격근에 부하를 가하는 근육 트레이닝의 일종이다.

근육 트레이닝이라고 하면 대부분 복근운동이나 바벨 들기, 헬스장 머신을 이용한 힘든 운동을 떠올린다. 하지만 당뇨환자는 다양한 합병증을 같이 앓는 경우가 많아 그런 힘든 운동은 할 수 없다. 의료 현장에서 환자에게 지도하는 트레이닝 방법은 무리하지 않고 효율적으로 골격근을 단련하는 연습이다.

5장과 6장에서 소개하는 '쉬운 근육 트레이닝'은 당뇨병 운동요법으로 실시되는 저항운동을 기초로 한 것인데, 총 8종류가 있다. 그중 두세 종을 선택해 일주일에 2, 3일 정도만 연습해도 체간근을 비롯한 근육을 힘들이지 않고 강화할 수 있어 당대사가 활성화된다.

복부의 체간근

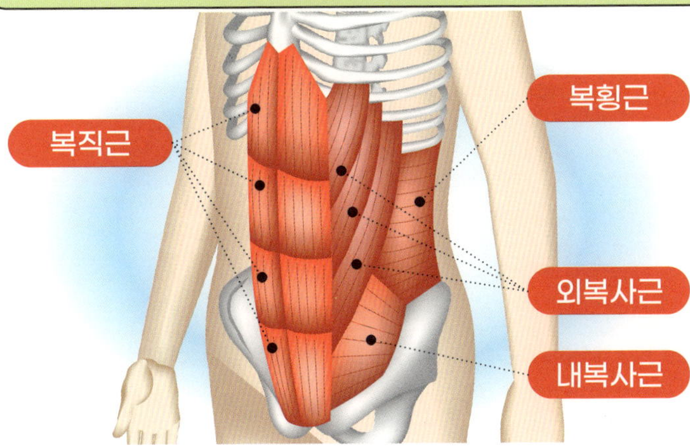

다양한 장기가 있는 복부는 거듭 같은 체간근이 몇 중으로 덮여 있다.
용적이 큰 체간근을 단련하면 당대사가 훨씬 활발해진다.

쉬운 근육 트레이닝 8종

1 누워서 하는 복식호흡 (62~63쪽 참조)

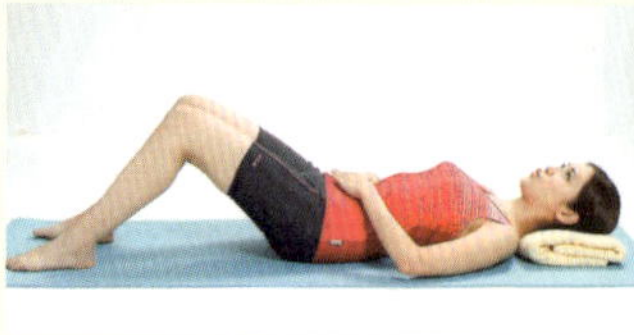

2 누워서 다리 올리기 (64쪽 참조)

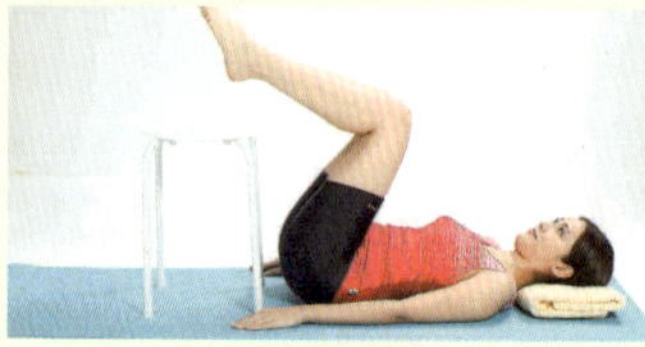

3 등 브리지 (72~73쪽 참조)

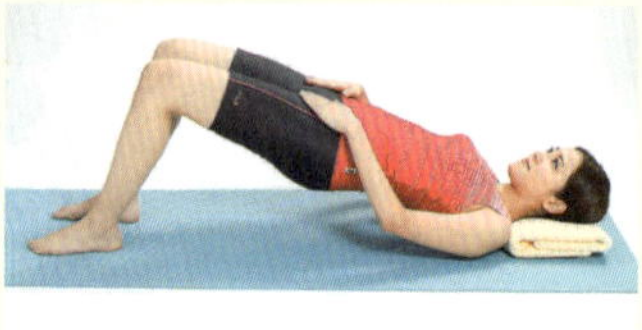

4 팔꿈치 대고 허리 들기 (74~75쪽 참조)

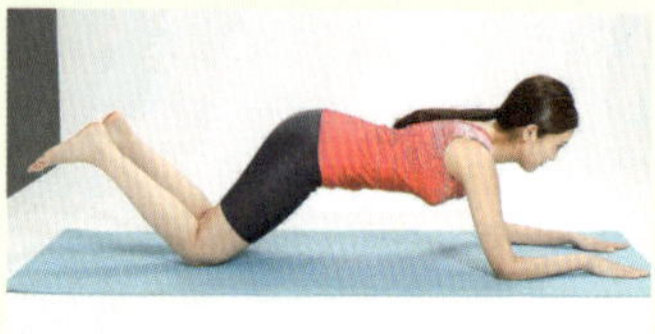

5 무릎으로 서서 팔 들기 (76쪽 참조)

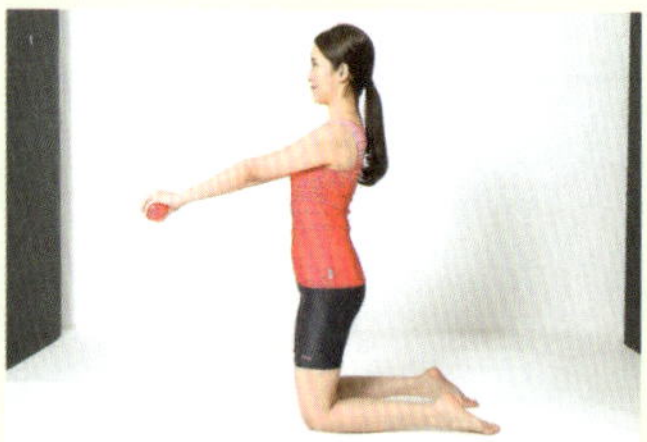

6 5센티미터 걷기 (78~79쪽 참조)

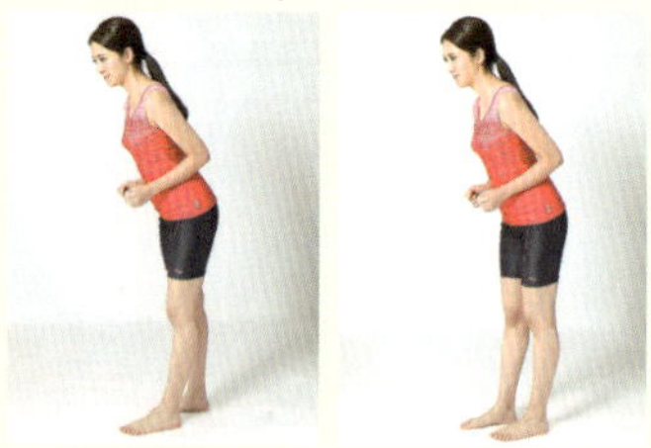

7 똑바로 서서 발뒤꿈치 들기 (80~81쪽 참조)

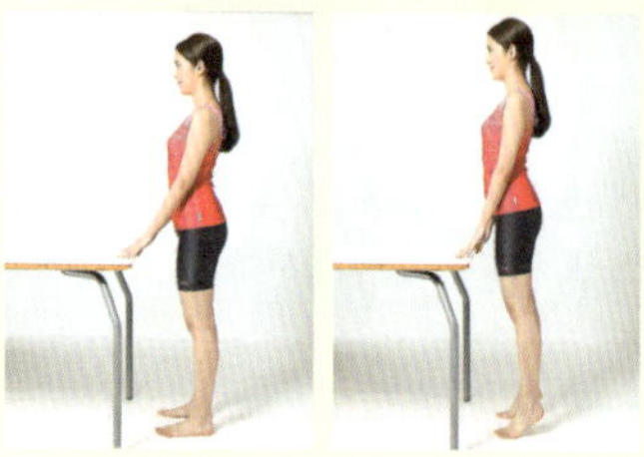

8 무릎 굽혀 발뒤꿈치 들기 (82쪽 참조)

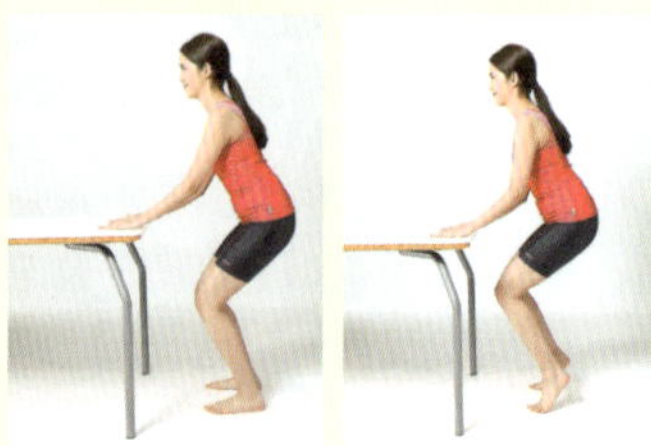

※ ■ 체간근 트레이닝 ■ 엉덩이 근육 등을 단련하는 하지근 트레이닝
■ 장딴지를 단련하는 하지근 트레이닝

약해지기 쉬운 복부 근육을 단련하는 '체간근 트레이닝'을 하면 당화혈색소 수치가 뚝뚝 떨어진다

쉬운 근육 트레이닝은 배의 근육을 단련하는 '체간근 트레이닝'과 엉덩이와 허벅지, 장딴지를 단련하는 '하지근 트레이닝(제6장 참조)'으로 크게 나뉜다.

체간근과 하지근을 단련하는 데는 몇 가지 목적이 있다.

첫째는 운동 부족에 의한 '일상생활동작(Activity of Daily Living, ADL)' 저하를 예방하는 것이다. 당뇨환자는 중장년층과 고령층에 많은데, 나이를 먹으면서 온몸의 근육이 약해진 데다가 신경장애 같은 합병증까지 생기면 일상적 신체활동량이 줄어서 하반신이 극도로 약해져 보행이 어려워지고 누워서만 지내는 경우도 적지 않다.

따라서 당뇨환자는 ADL 저하로 자리보전하고 누워 지내는 일을 막기 위해서라도 체간근이나 하지근을 적극적으로 단련할 필요가 있다.

둘째 목적은 당대사를 높이는 것이다. 일반적으로 걷기 같은 유산소운동을 하면 에너지 소비량이 늘어서 고혈당이 개선된다. 하지만 근육량이 적은 사람은 아무리 유산소운동을 해도 기대만큼 혈당이 낮아지지 않는 경우가 많다. 따라서 골격근에 부하를 가해 단련하는 저항운동으로 체간근과 하지 근육의 양을 늘리는 것이 중요해진다. 혈액 속 포도당을 소비하는 세포의 대부분은 근육에 있으므로 체내에서 차지하는 근육의 비율이 클수록 혈당을 낮추는 당대사의 활동도 향상되는 것이다.

당뇨병 운동요법을 지도할 때 처음 제시하는 것은 천장을 보고 누워 손발을 고정시키지 않고 하는 '개방성운동연쇄(OKC)'라는 운동이다. 이것은 중력이나 몸의 무게를 스스로 조정하면서 실시하는 비교적 부하가 가벼운 운동으로, 체간근의 지지력이 단련된다.

쉬운 근육 트레이닝에서 처음 하는 체간근 트레이닝은 OKC를 바탕으로 한 1분 운동이다. 이 운동을 하면 체간근의 지지력이 높아질 뿐 아니라 당대사가 활발해져 당화혈색소가 점차 낮아진다.

먼저, 체간근을 단련한다

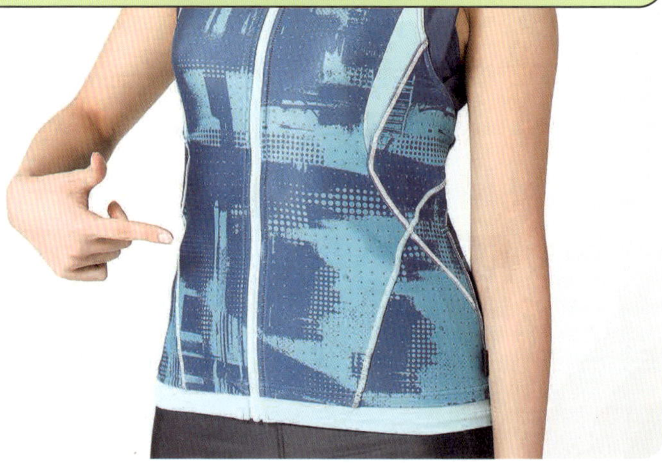

당뇨환자는 대개 체간근이 약해져서 당대사가 저하되어 있다. 우선 쉬운 근육 트레이닝으로 복직근, 복횡근 등을 단련하여 당대사를 높이는 것이 중요하다.

체간근 트레이닝은 누워서 배를 집어넣으며 호흡하는 '복식호흡'과 '다리 올리기' 두 종류가 있는데 그중 한 가지만 해도 된다

이제 체간근 트레이닝 방법에 대해 알아보자.

체간근 트레이닝에는 '누워서 하는 복식호흡'과 '누워서 다리 올리기' 두 종류가 있다. 누워서 하는 복식호흡은 말 그대로 천장을 보고 누워 복식호흡을 하는 운동인데, 누워서 복식호흡을 하며 배를 움직임으로써 복횡근 등이 단련된다. 먼저, 코로 숨을 들이마시며 배를 부풀린 다음 배를 집어넣으며 입으로 끝까지 숨을 내쉬고 그대로 5초 동안 유지한다. 이것을 6회 반복하면 되는데, 약 1분 정도 걸린다.

한편, 누워서 다리 올리기는 천장을 보고 누워 의자 위에 얹었던 다리를 허공으로 들고 5초 동안 유지하는 운동이다. 이 운동을 하면 복횡근, 복직근 등이 단련된다. 이 동작을 약 1분간 10회 반복하면 된다.

두 가지 모두 간단한 운동이지만 체간근의 지지력을 강화하는 데는 뛰어난 효과를 볼 수 있다. 둘 중 어느 하나만 해도 좋다.

쉬운 근육 트레이닝 ① 체간근(복횡근)

누워서 하는 복식호흡

체조 시작 1 → 2

1 바닥에 누워 배에 두 손을 얹는다.
발은 어깨너비로 벌리고 양 무릎은 가볍게 구부려 긴장을 푼다.

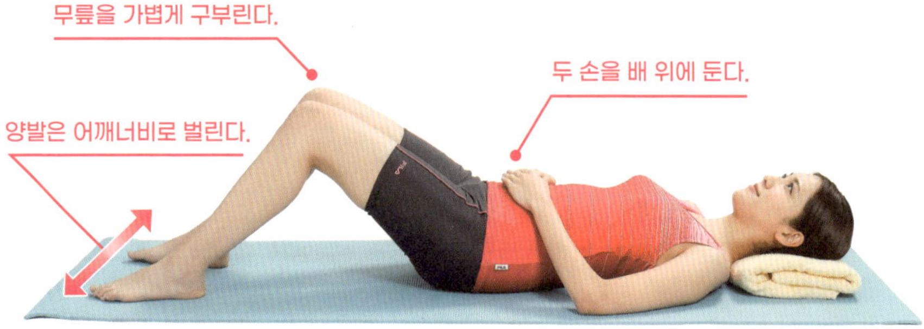

무릎을 가볍게 구부린다.
두 손을 배 위에 둔다.
양발은 어깨너비로 벌린다.

2 코로 숨을 천천히 들이마시며 배를 부풀린다(복횡근을 이완시킨다).

약2초

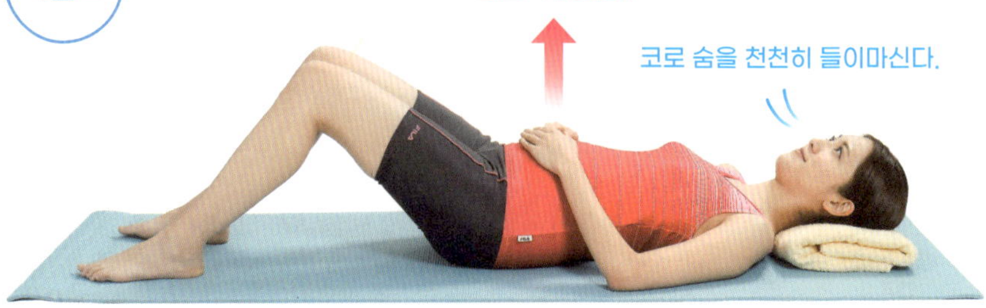

배를 부풀린다.
코로 숨을 천천히 들이마신다.

*쉬운 근육 트레이닝 ①~⑧ 및 하지근 웜업운동은 《당뇨병 운동요법》(의치약출판)을 바탕으로 일부 개변함.

Point

복횡근은 배의 근육 중 **내장을 지탱하는 심부근육**으로, **체간을 안정시키는 주요 근육** 중 하나이다.

1세트 **1분**

1세트 = ❶~❹ 10초 × 6회 = 1분 동안

※ 하루에 2, 3세트 실시하면 좋다.

3 입을 오므리고 숨을 천천히 내쉬면서 배를 집어넣는다(복횡근을 수축시킨다).

약3초

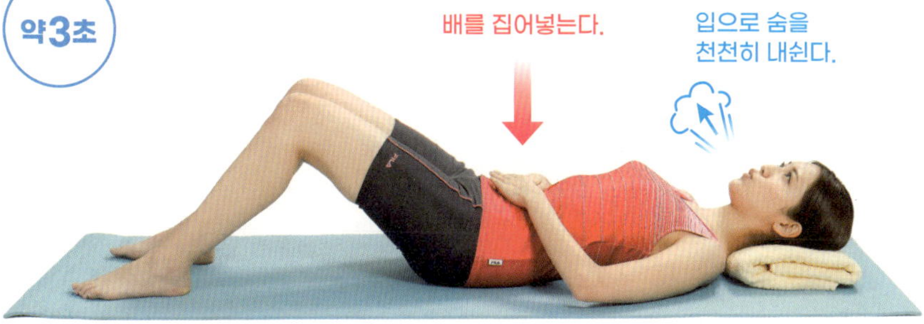
배를 집어넣는다.
입으로 숨을
천천히 내쉰다.

4 숨을 완전히 내쉬고 배를 집어넣어 그 상태로 5초간 유지한다. 유지할 때는 '하나, 둘, 셋, 넷, 다섯'이라고 소리 내어 숫자를 센다 (숨은 참지 말고 배를 집어넣은 상태를 유지한다).

약5초간 유지

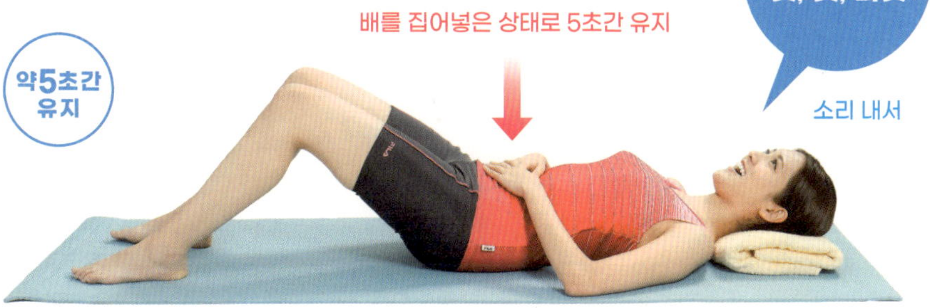
배를 집어넣은 상태로 5초간 유지
하나, 둘, 셋, 넷, 다섯
소리 내서

쉬운 근육 트레이닝 ② 체간근(복횡근 복직근)

누워서 다리 올리기

1세트 1분

1세트 = ❶~❹ 10초 × 6회 = 1분 동안

※ 하루에 2, 3세트 실시하면 좋다.

1

1 바닥에 누워서 두 다리를 의자 좌판에 얹는다.
우선 배를 집어넣는다(호흡에 관계없이 근육에 힘을 주어 넣는다).

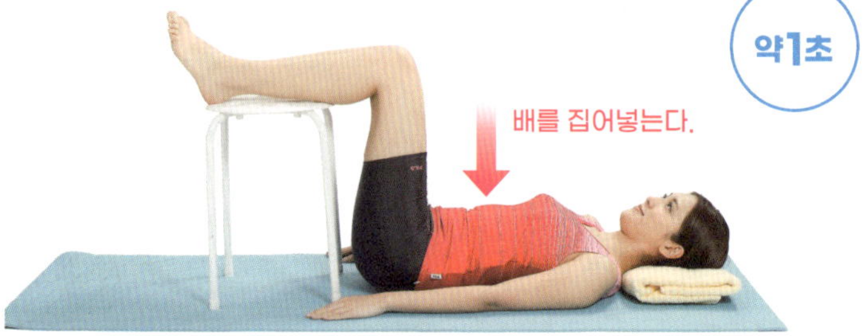

약1초
배를 집어넣는다.

2

2 배를 집어넣은 채 두 다리를 들어올려 꼬리뼈를 바닥에서 떨어뜨린다.
이 상태를 5초간 유지한 후 ❶로 되돌아간다.

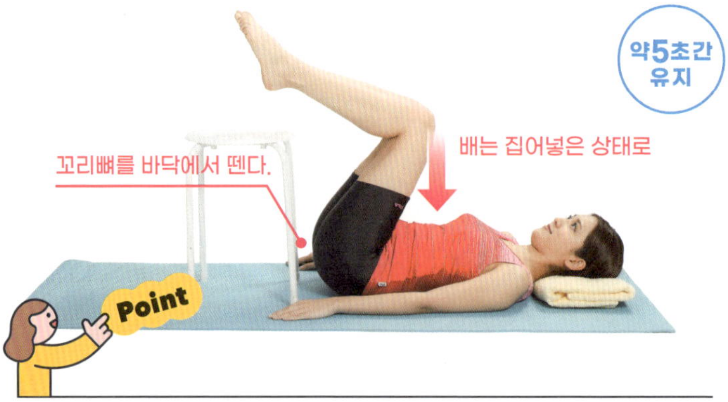

약5초간 유지
배는 집어넣은 상태로
꼬리뼈를 바닥에서 뗀다.
Point

복직근은 배 근육 중 표면에 드러나는 표층근으로,
일반적으로 '**복근**'이라고 부른다. 체간을 유지하는 가장 주요한 근육이다.

6

체질 개선 근육 트레이닝 II
하지근 트레이닝

'쉬운 근육 트레이닝' 두 번째는 엉덩이와 장딴지 근육 단련!
하지근 트레이닝 중에서 한두 종류만 실시해도
혈당 소비량이 큰 신체로 변화된다.

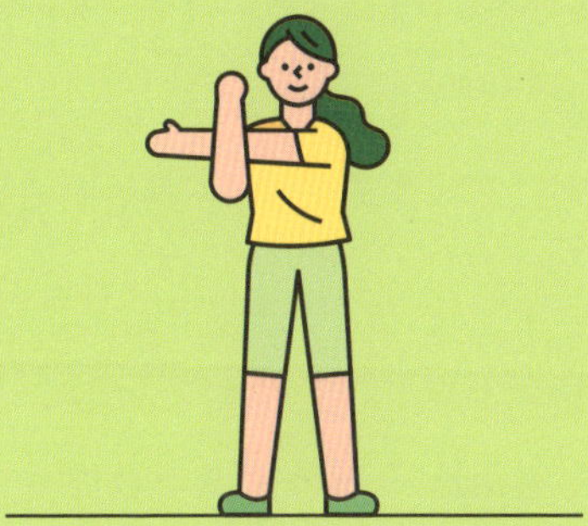

나고야대학교 명예교수 **사토 유조**

'쉬운 근육 트레이닝' 중 하지근 트레이닝을 하면 단련하기 힘든 엉덩이와 장딴지 근육을 간단하게 강화할 수 있다

쉬운 근육 트레이닝의 두 번째 단계는 하반신의 근육 즉 하지근을 단련하여 당대사를 높이는 '하지근 트레이닝'이다. 하지근 트레이닝은 당뇨병의 운동요법으로 '개방성연동연쇄(OCK, 팔다리를 고정하지 않고 움직이는 운동)' 다음에 지도하는 '폐쇄성운동연쇄(CKC, 팔다리를 고정하고 하는 운동)'를 기초로 한다.

통상적으로 당뇨병 운동요법에서는 먼저 비교적 부하가 적은 OKC를 해서 체간근의 지지력을 단련한 다음 서서히 부하가 큰 CKC로 운동의 폭을 넓혀 하반신을 강화해간다. 쉬운 근육 트레이닝에서도 '체간근 트레이닝 → 하지근 트레이닝' 순서로 업그레이드하면서 운동의 종류를 늘려간다. 체력이 약해진 사람은 체간근 트레이닝부터 시작하고, 몸에 다소 부하가 걸려도 감당할 수 있게 되면 하지근 트레이닝을 병행하는 게 좋다.

전신 근육의 약 70퍼센트가 집중되어 있는 하반신에는 허벅지의 대퇴사두근, 장딴지의 하퇴삼두근(배복근, 가마지근 등), 엉덩이의 대전근, 대퇴골과 요추를 잇는 대요근 등 큰 하지근이 있다. 그 때문에 하지근 트레이닝을 하면 체간근 트레이닝 이상으로 혈당연소를 촉진하는 효과를 얻을 수 있다.

하지근은 용적이 커서 강하게 부하를 가해야만 충분히 단련된다. 하지만 몸에 강한 부하를 가하다 보면 부상을 입을 수도 있으므로 요령이 필요하다. 안전하게 몸에 부하를 가하는 중요한 포인트는 생활동작에 가까운 운동을 하는 것이다. 하지근 트레이닝에서는 손이나 발을 바닥에 고정시키고 일어서거나 걷는 등의 동작을 한다. 이런 정도라면 생활동작과 많이 다르지 않아서 부상 걱정 없이 고정된 손발 방향으로 자연스레 체중이 실리게 된다. 그 때문에 단련하기 어려운 엉덩이나 장딴지의 하지근을 쉽게 강화할 수 있다.

주요 하지근

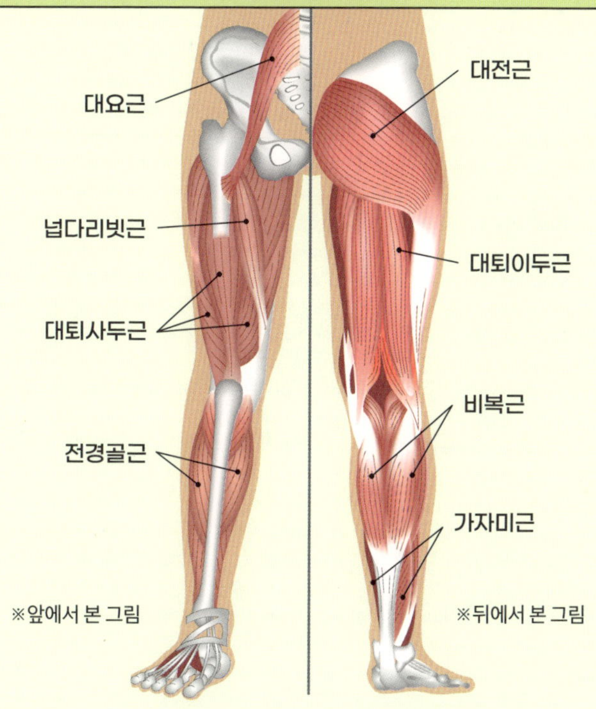

허벅지, 장딴지, 엉덩이 등 하반신에는 큰 근육이 밀집되어 있다.

하지근 트레이닝을 하기 전에 두 가지 웜업운동으로 고관절과 무릎 근육을 풀어준다

하지근 트레이닝을 하면 전신의 관절과 근육에 강한 부하가 가해지므로 사전에 준비운동인 웜업운동을 하는 게 좋다. 웜업운동으로는 '에어계단 걷기'와 '엉덩이와 허벅지 스트레칭' 두 종류가 있는데 둘 다 실시한다.

먼저 에어계단 걷기를 한다. 에어계단 걷기는 양팔을 흔들며 걷는 제자리 걷기이다. '① 평범하게 제자리걷기 → ② 상체를 약간 낮추어 제자리걷기 → ③ 평범하게 제자리걷기 → ④ 무릎을 높이 들어 제자리걷기' 순서로 각각 15초씩 실시하면 1세트인데, 이를 2, 3세트 반복한다.

다음으로 엉덩이와 허벅지 스트레칭을 한다. 이것은 엉덩이와 허벅지 근육을 중심으로 하지근을 풀어주는 두 가지 방식의 스트레칭 운동인데, 각각 10초씩 실시한다.

근육의 활동은 직전에 했던 동작의 영향을 받는다. 따라서 에어계단 걷기를 한 다음 엉덩이와 허벅지 스트레칭으로 하지근을 잘 풀어주어 근육이 유연하게 움직이도록 만들어두자.

하지근 웜업운동 ① 에어계단 걷기

대퇴근 햄스트링 스트레칭

1세트 1분

1세트 = ❶~❹ = 1분 동안

※시간 여유가 있다면 2, 3세트 해도 좋다.

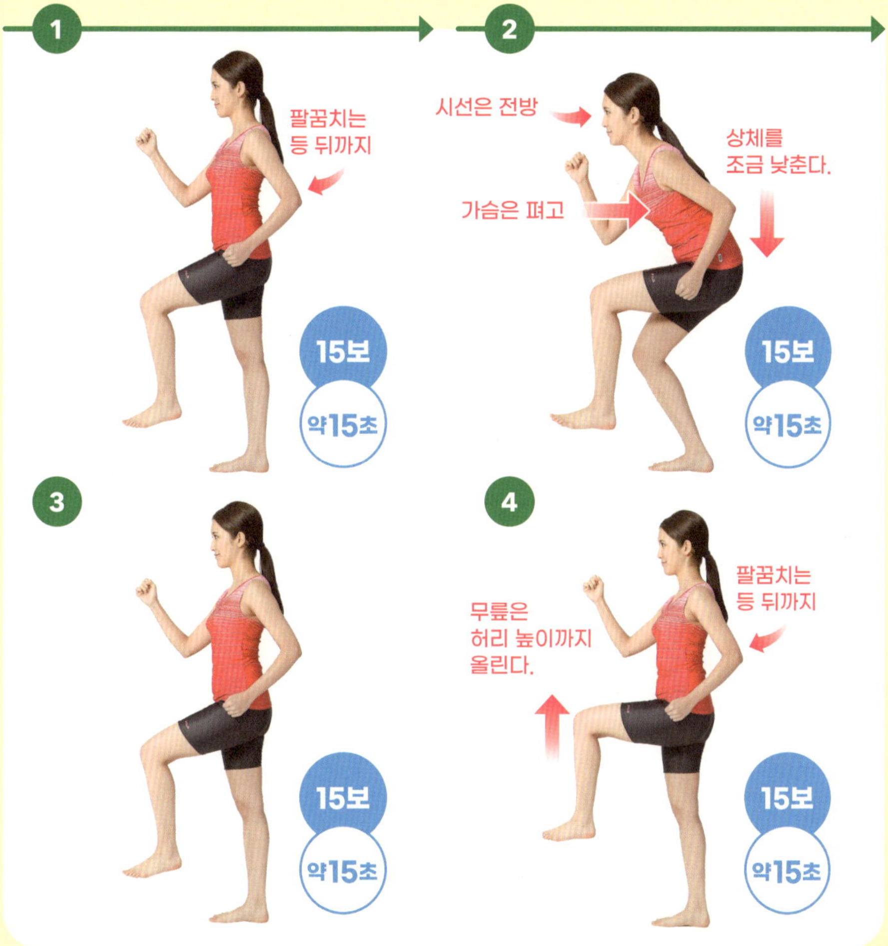
1
팔꿈치는 등 뒤까지
15보
약15초
2
시선은 전방
상체를 조금 낮춘다.
가슴은 펴고
15보
약15초
3
15보
약15초
4
무릎은 허리 높이까지 올린다.
팔꿈치는 등 뒤까지
15보
약15초

1 팔을 크게 흔들며 제자리걷기를 15걸음 반복한다.

2 ❶과 마찬가지로 제자리걷기를 15걸음 반복한다.

3 양 무릎을 가볍게 구부리고 상체를 조금 낮추어 제자리걷기를 15걸음 반복한다.

4 무릎을 높이 들며 제자리걷기를 15걸음 반복한다.

1세트 20초

대퇴근 대전근 스트레칭

1세트 = ❶ + ❷ = 20초

※시간 여유가 있다면 2, 3세트 해도 좋다.

1

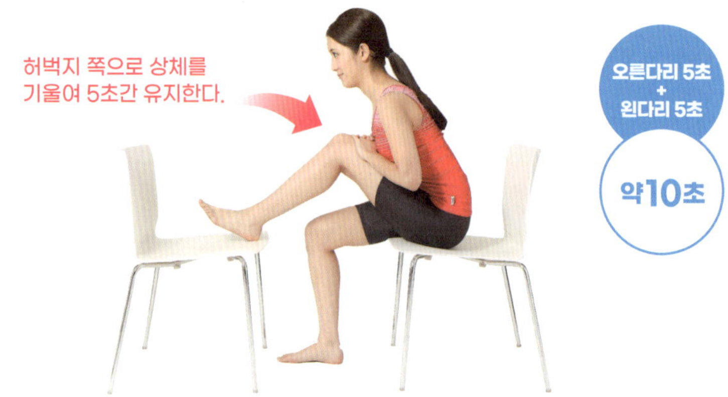
허벅지 쪽으로 상체를
기울여 5초간 유지한다.
오른다리 5초
+
왼다리 5초
약10초

2

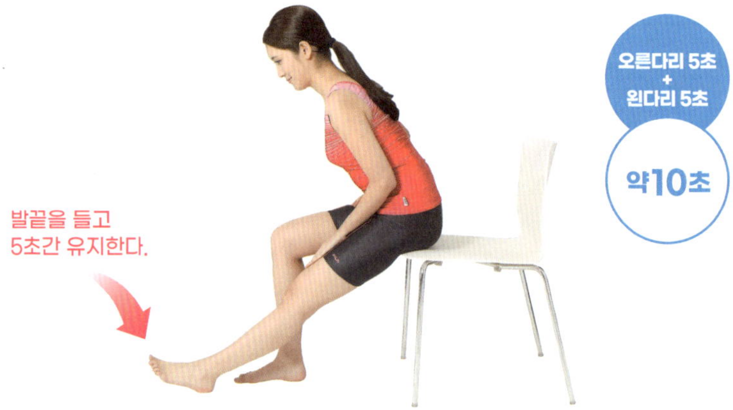
발끝을 들고
5초간 유지한다.
오른다리 5초
+
왼다리 5초
약10초

1 한쪽 발을 의자 좌판에 올리고 먼저 양손 엄지를 겹쳐 허벅지에 댄다. 이어서 흉부와 복부를 허벅지 가까이 가져가 5초간 유지한다(허벅지 뒤편과 엉덩이 근육을 풀어준다). 양쪽 다리 1회씩 실시한다.

2 의자에 가볍게 걸터앉은 후 한쪽 무릎을 펴서 발을 바닥에 댄다. 다음으로 상체를 살짝 앞으로 기울여 발끝을 든 상태로 5초간 유지한다(허벅지와 엉덩이 근육을 풀어준다). 양쪽 다리 1회씩 실시한다.

엉덩이 근육은 누워서 하거나 무릎으로 서서 하는 세 가지 하지근 트레이닝 중 하나만 해도 강해지고 체간근까지 강화할 수 있다

하지근 트레이닝은 고관절의 움직임에 관련된 '고관절 신전근(주로 엉덩이 근육)'의 운동과 무릎의 움직임에 관련되는 '슬관절 신전근(주로 허벅지, 장딴지 근육)'의 운동으로 크게 나뉜다. 웜업운동을 먼저 하고 나서 '고관절 신전근 운동 → 슬관절 신전근 운동' 순서로 실시한다.

먼저 고관절 신전근 운동에는 천장을 보고 누운 자세에서 엉덩이를 들어 몸을 곧게 유지하는 '등 브리지', 엎드려서 팔꿈치와 무릎을 세워 체간부를 바닥에서 띄우는 '팔꿈치 대고 상체 들기', 무릎을 바닥에 대고 선 자세로 공을 드는 '무릎으로 서서 팔 들기'의 세 종류가 있다. 기본적으로는 각각 1분씩 세 가지 모두 해야 하지만 한 가지를 1분만 해도 괜찮다.

고관절 신전근 트레이닝을 꾸준히 실시하면 엉덩이의 대전근뿐 아니라 복직근, 복횡근 같은 체간근까지 동시에 단련된다.

쉬운 근육 트레이닝 ③ 하지근(전근, 햄스트링)

등 브리지

전근은 엉덩이에 있는 근육(대전근 등)의 총칭이며, **햄스트링**은 허벅지 뒤쪽에 있는 근육(대퇴이두근 등)의 총칭이다.

체조 시작

1

1 바닥에 누워서 고관절에 양손을 얹고 양발은 10센티미터 정도 거리를 두어 바닥에 댄다. 양 무릎을 세운다(발의 위치는 아래 '포인트' 참조).

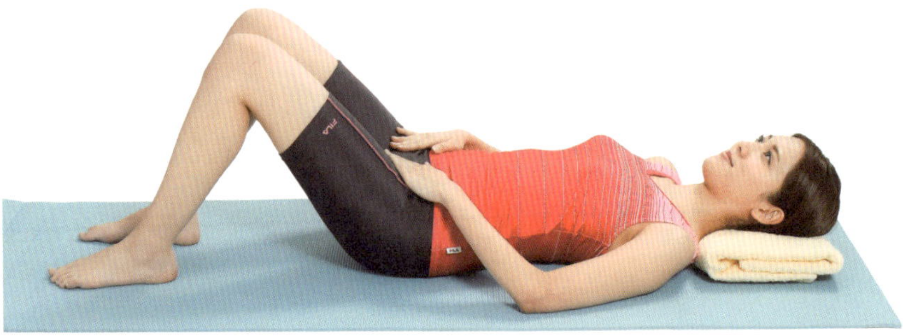

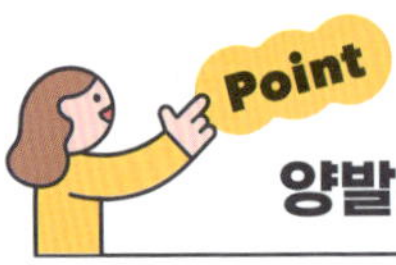

양발의 바른 위치

❶의 양발 위치는 오른쪽 사진처럼 한쪽 다리를 뻗었을 때 무릎이 오는 자리에 둔다. 즉, **구부린 다리의 발뒤꿈치가 뻗은 다리의 무릎과 나란한 곳에 위치한다.** 이렇게 하면 근육 트레이닝의 효과가 한층 높아진다.

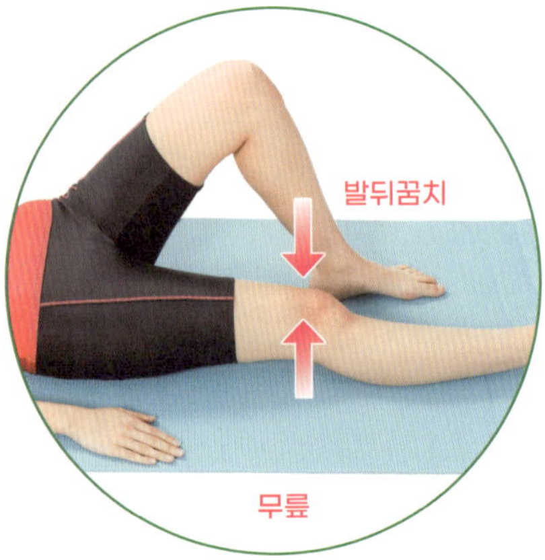

2세트 1분

1세트 = ❶~❸ 6초 × 5회 = 30초 동안

※ 기본은 2세트에 1분, 1세트만 해도 좋다.

❷ → ❸ →

2 몸이 일직선이 될 때까지 엉덩이를 든다.
이때 고관절 신전근이 늘어나고 전근과 햄스트링이 수축한다.

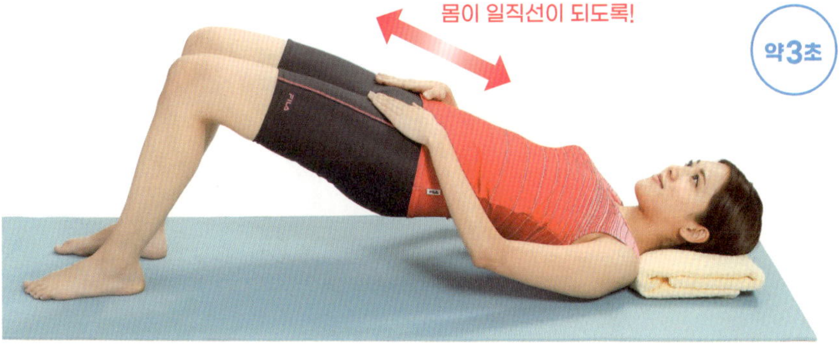

3 엉덩이를 든 상태로 양 무릎을 붙인다. 5초간 유지한다.
❶~❸을 5회 반복한다.

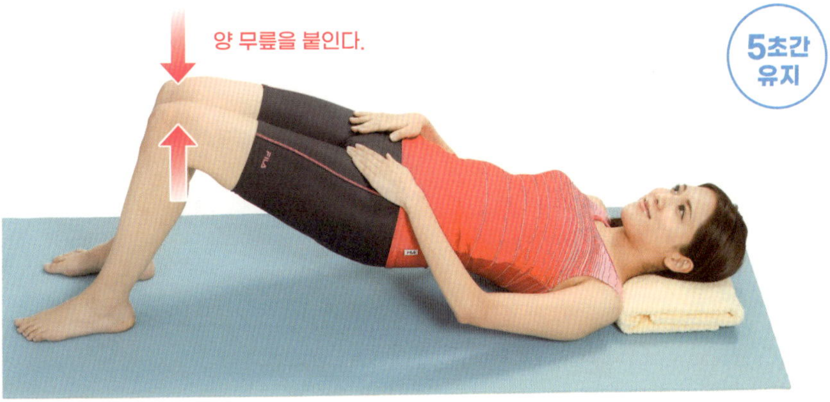

쉬운 근육 트레이닝 ④ 하지근(전근) + 광배근

팔꿈치 대고 허리 들기

체조 시작 1

1 바닥에 엎드린다. 양팔을 어깨에 붙인 자세에서 팔꿈치는 수직으로 바닥에 받치고, 골반의 좌우 장골을 바닥에 대고 상체를 일으킨다(이 동작은 구부정한 등 교정에도 도움이 된다).

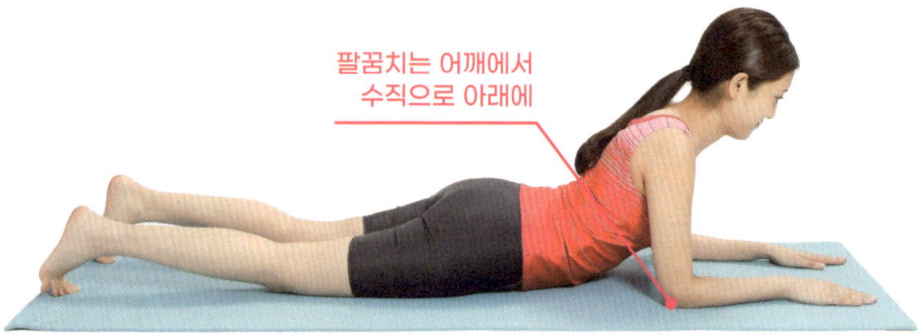

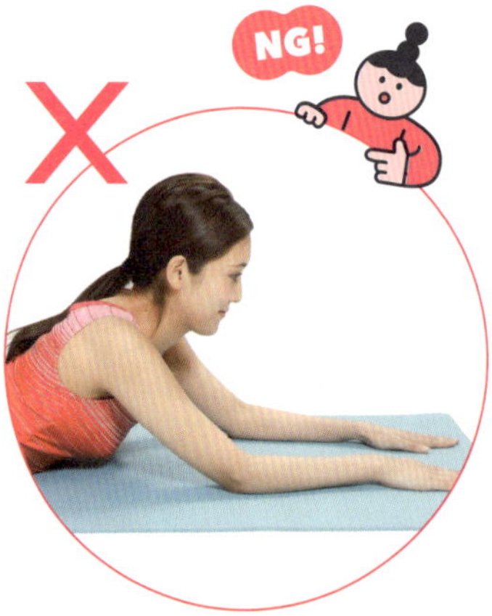

팔꿈치가 너무 앞에 놓였다.

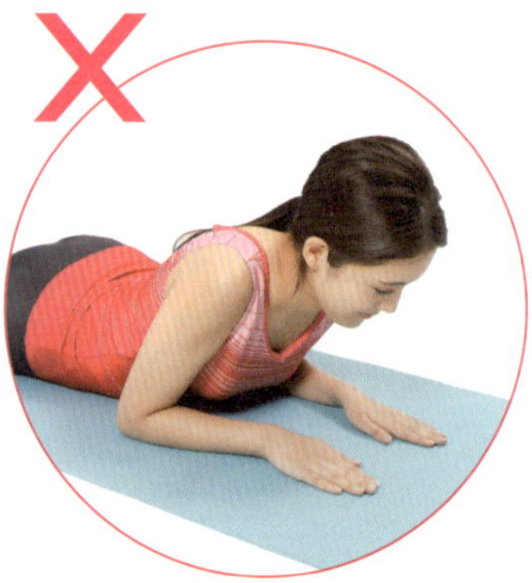

팔꿈치가 너무 뒤에 놓였다.

광배근은 등 하부에서부터 옆구리에 걸쳐 펼쳐지는 삼각형 모양 근육이다. **전근**과 협력해서 체간 유지력을 높인다.

2세트 **1분**

1세트 = ❶~❸ 6초 × 5회 = 30초 동안

※ 기본은 2세트에 1분, 1세트만 해도 좋다.

2

2 양 팔꿈치는 바닥에 댄 채 양 무릎을 구부리고 허리를 들어올린다. 등이 휘지 않도록 주의한다. 이 상태를 5초간 유지한다.

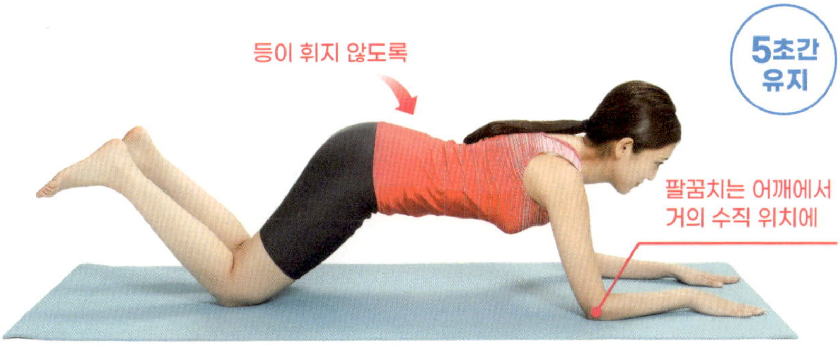
등이 휘지 않도록
5초간 유지
팔꿈치는 어깨에서 거의 수직 위치에

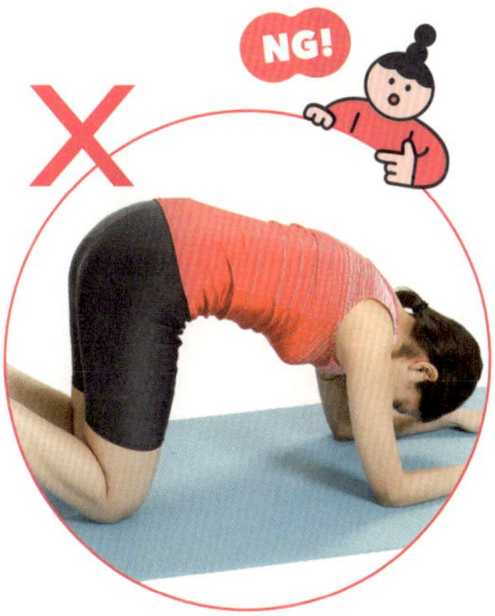
NG!

등이 둥글게 말리고, 머리가 내려갔다.

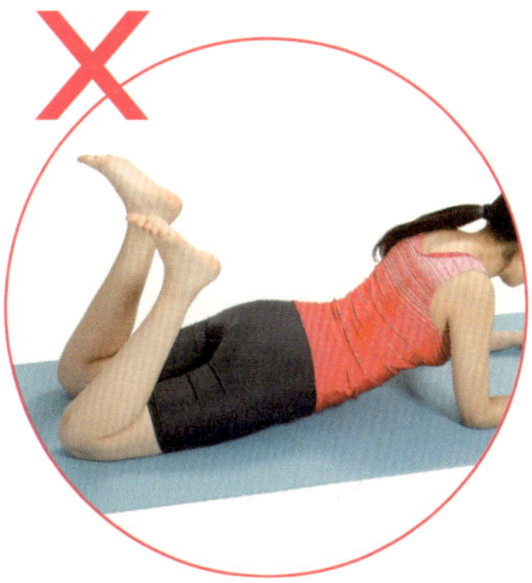

상체가 들리지 않았고, 무릎도 너무 구부러졌다.

쉬운 근육 트레이닝 ⑤ 하지근(전근) + 복횡근

무릎으로 서서 팔 들기

2세트 1분

1세트 = ❶ 3초 + ❷ 30초
= 33초 동안

※ 2세트를 1분 동안 실시한다.

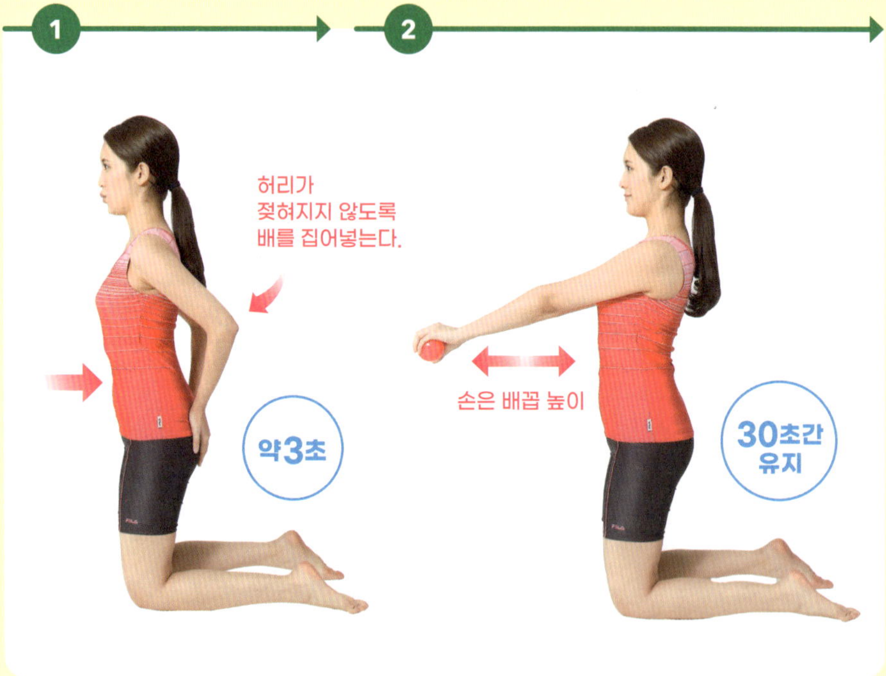

1
2
허리가
젖혀지지 않도록
배를 집어넣는다.
약3초
손은 배꼽 높이
30초간
유지

1 바닥에 양 무릎을 대고 서서 입으로 숨을 내쉬면서 배를 집어넣는다.

2 배를 집어넣은 채 코로 숨을 마시면서 양팔을 앞으로 뻗어 손을 배꼽 높이까지 올린다.
엉덩이와 장딴지 근육이 당기는 것을 느끼면서 이 자세를 30초간 유지한다.
양손에 고무공 등을 쥐고 하면 근육 트레이닝 효과가 높아진다.

장딴지와 허벅지 근육은 무릎을 굽히지 않고 걷는 '5센티미터 걷기' 등 1분 체조를 한 가지만 해도 강화된다

하지근 트레이닝에서는 먼저 고관절 신전근(주로 엉덩이의 근육) 운동을 하고 다음으로 무릎관절 신전근(주로 허벅지나 장딴지 근육) 운동을 한다.

무릎관절 신전근 운동에는 짧은 보폭으로 조금씩 걷는 '5센티미터 걷기', 책상에 손을 짚은 상태로 곧게 서서 발뒤꿈치를 드는 '똑바로 서서 발뒤꿈치 들기', 책상에 손을 짚은 상태로 몸을 낮추고 발꿈치를 드는 '무릎 굽혀 발뒤꿈치 들기'의 세 종류가 있는데 한 가지를 1분 동안 실시하기만 해도 좋다.

무릎관절 신전근 운동을 하면 장딴지의 하퇴삼두근과 허벅지의 대퇴사두근이 단련된다. 또 '5센티미터 걷기'는 원래 무릎 통증을 개선하기 위한 운동이어서 변형성 무릎관절증인 사람에게도 안성맞춤이다.

당뇨병, 고혈당인 사람은 꼭 쉬운 근육 트레이닝을 실시해보기 바란다.

5센티미터 걷기

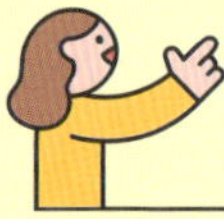

체조의 효과

대퇴사두근은 허벅지 앞쪽 근육으로, 무릎을 펴면 주도적으로 작동한다. **강화하면 무릎통증 예방**에도 도움이 된다.

기본자세를 취한다.

먼저 팔꿈치를 직각으로 구부리고 선다. 양손을 배꼽 높이까지 올린다(A).
이어서 상체를 살짝 앞으로 기울여 기본자세(B)를 잡는다.

A　　　　　　B

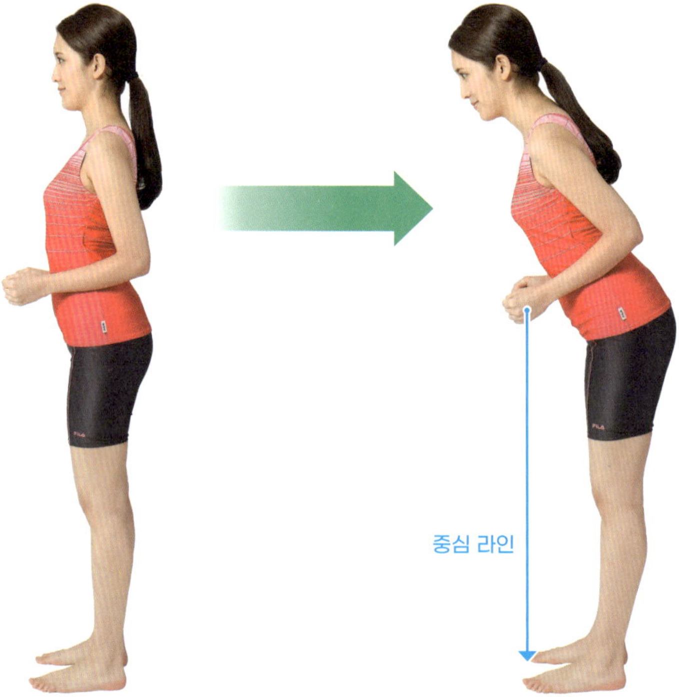

기본자세

1세트 1분

1세트 = ❶~❷ 2초 × 30회 = 1분 동안

※ 하루에 2, 3세트(약 6~9미터 걷기) 하면 좋다.

체조 시작 → 1 → 2

1 B의 자세에서 무릎을 구부리지 않고 한쪽 발을 5센티미터 정도 내딛는다.

2 무릎을 편 채 다른 발을 5센티미터 정도 내딛는다.
❶~❷를 30회 반복한다(약 3미터 전진한다).

약1분

약 3미터 전진

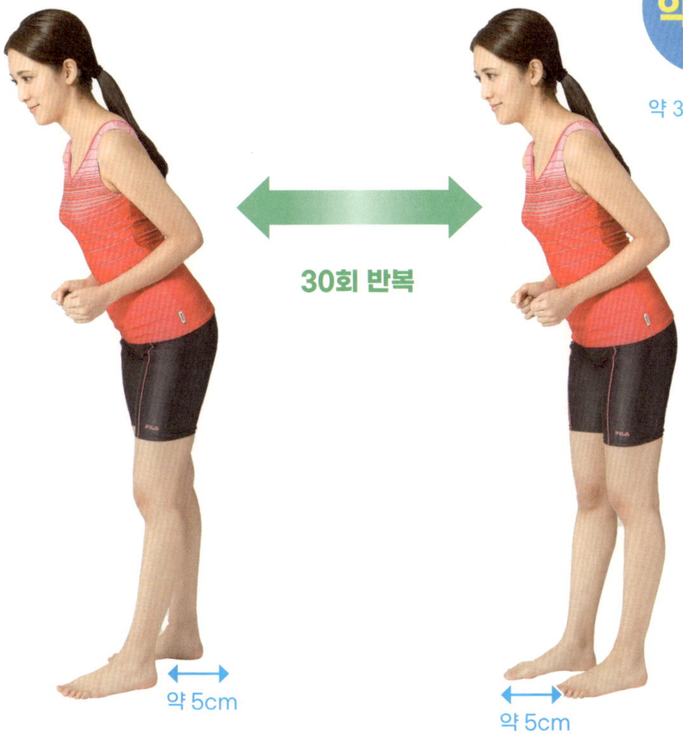

쉬운 근육 트레이닝 ⑦ 하지근(배복근)

똑바로 서서 발뒤꿈치 들기

기본자세를 취한다.

양발을 어깨너비로 벌리고 테이블 앞에 서서 양손을 테이블에 댄다.
체력에 자신이 있는 사람은 테이블이 없어도 된다. 그 경우 손은 몸 옆에 붙인다.

기본자세

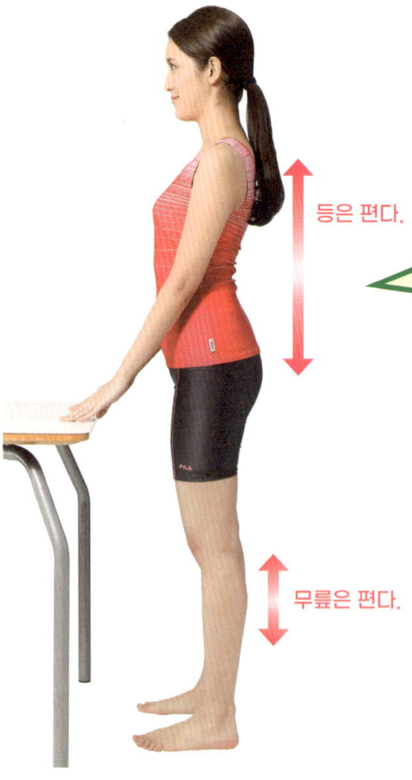

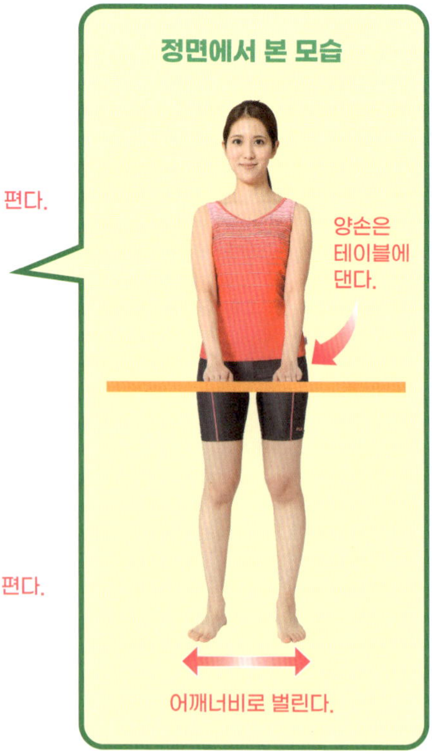

1세트 1분

배복근은 장딴지 근육의 일종으로
전근과 햄스트링의 힘을
보행속도로 연결한다.

1세트 = ❶~❷ 6초 × 10회 = 1분 동안

※ 하루에 3세트 실시하면 좋다.

체조 시작 → 1 → 2

1 배를 집어넣어 체간의 심층근(복횡근)이 긴장하게 하면서 발뒤꿈치를 들고 5초간 유지한다.

2 발뒤꿈치를 들고 5초간 유지한 다음 처음 자세로 되돌아간다. ❶~❷를 10회 반복한다.

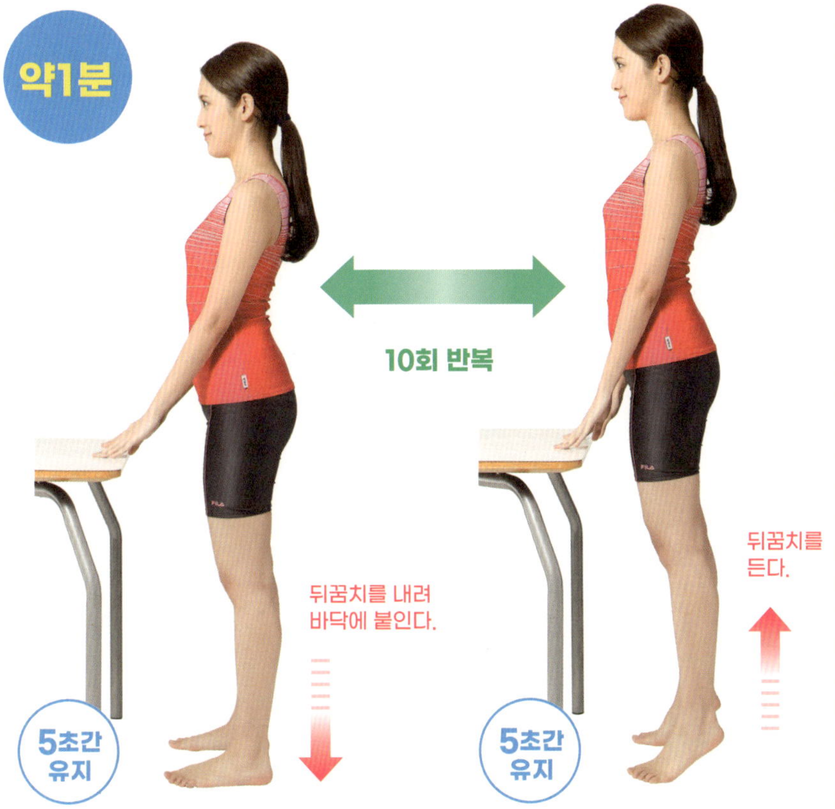
약1분
10회 반복
뒤꿈치를 내려
바닥에 붙인다.
뒤꿈치를
든다.
5초간
유지
5초간
유지

쉬운 근육 트레이닝 ⑧ 하지근(가자미근)

무릎 굽혀 발뒤꿈치 들기

1세트 1분

1세트 = ❶~❷ 6초 × 10회 = 1분 동안

※ 하루에 3세트 실시하면 좋다.

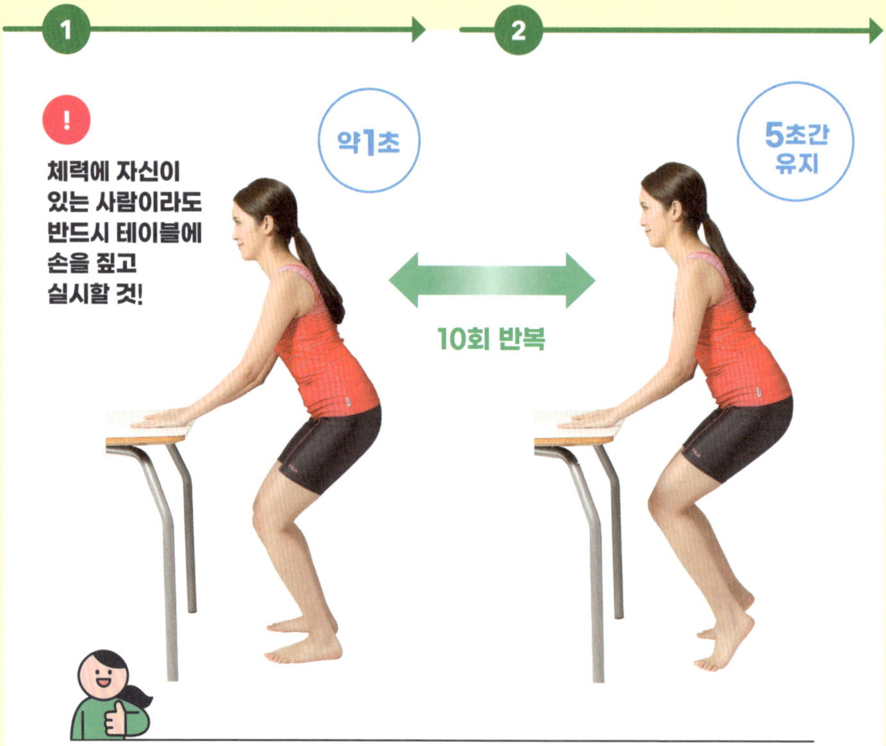

1
2
!
체력에 자신이 있는 사람이라도 반드시 테이블에 손을 짚고 실시할 것!
약1초
5초간 유지
10회 반복

가자미근은 장딴지 근육의 하나이다.
걸으며 지면을 찰 때 쓰이고 배복근과 함께 혈류를 촉진한다.

1 양발을 어깨너비로 벌리고 서서 양손을 테이블에 두고 양 무릎을 살짝 구부린다.

2 양 무릎을 구부린 채 뒤꿈치를 들고 5초간 유지한다.
5초간 유지한 후 뒤꿈치를 내리고 ❶의 자세로 돌아간다. ❶~❷를 10회 반복한다.

사례 보고 1

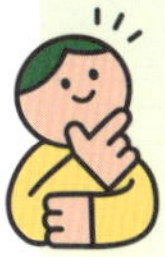

'쉬운 근육 트레이닝' 두 가지를 했더니 코로나19를 겪으며 급상승한 당화혈색소가 떨어져 거의 정상화되었다

반복적으로 근육에 가벼운 부하를 가하는 저항운동을 하면 근육이 늘어 혈당이 개선된다는 것이 밝혀졌다. 특히 코로나19로 인해 집안에 머무는 시간이 늘어나면서 혈당이 급상승하는 사람이 증가하고 있는 상황에서는 쉬운 근육 트레이닝을 집안에서 할 수 있는 저항운동으로 권할 만하다.

기타노 데쓰로 씨(80세, 가명)는 꽤 오래전부터 통원하며 당뇨병 치료를 받아왔다. 그는 혈당 강하제(DPP-4 저해제, 비구아나이드계 약물)와 식사요법으로 당화혈색소 수치가 6.5~6.8퍼센트(6.5퍼센트 이상이면 당뇨병형)로 비교적 양호한 상태를 유지하고 있었다. 그런데 코로나가 한창이던 작년 5월 말 당화혈색소 수치가 8.1퍼센트로 급상승했다. 코로나로 인해 집에서 나가지 않은 채 간식을 많이 먹게 되었기 때문으로 보인다.

그래서 먼저 간식을 끊고 하루 6,000보 걷기를 실천할 것과 체간근을 단련하는 쉬운 근육 트레이닝을 실시하라고 권했다. 기타노 씨가 특히 신경 써서 실행한 것은 누워서 다리를 구부린 채 복부에 손을 대고 천천히 복식호흡을 하는 '누워서 하는 복식호흡'이었는데, 이 운동으로 체간근 중 복직근을 단련할 수 있었다. 또 하나는 '무릎으로 서서 팔 들기'였는데, 이 운동은 복횡근과 대전근을 단련하는 데 적합하다. 둘 다 하반신이 약한 고령자도 실천하기 쉬운 운동이다.

무릎으로 서서 팔 들기

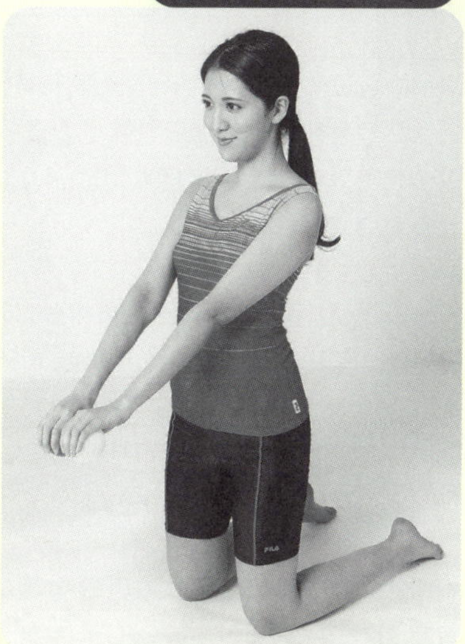

배를 집어넣고 실시한다

복근의 힘만으로 배를 집어넣고 그 상태를 유지한 채 양팔을 드는 것이 요령이다.

기타노 씨는 이 두 종류의 근육 트레이닝을 매일 식후에 1세트씩 즉 하루에 3세트씩 계속 실행했다고 한다. 그 결과 2개월 후인 7월 말에는 당화혈색소가 7.0퍼센트로 떨어졌고, 이후 6퍼센트대를 유지하고 있다.

한편 기타노 씨는 걷기 운동을 하다가 흉통을 느껴 순환기 전문병원을 찾았더니 심근경색이 발견되었다. 고령자가 운동을 하는 경우에는 정기적인 건강 체크도 중요하다.

사례 보고 2

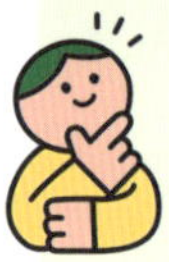

'쉬운 근육 트레이닝'으로 허벅지를 단련했더니 공복혈당도 당화혈색소도 떨어지고 몸도 슬림해졌다

이구치 다모쓰 씨(52세, 가명)는 중견회사 사장인데, 너무 바쁘다 보니 식사나 수면 시간도 일정하지 않은 불규칙한 생활을 하고 있었다. 그 때문에 40대 무렵부터 혈당 수치가 높아졌고, 3년 전에 직장 건강검진에서 당뇨병으로 진단받은 이후 통원치료를 하고 있었다.

나는 DPP-4 저해제 등 혈당 강하제 복용과 규칙적인 식사를 권했지만, 이구치 씨의 공복혈당은 155mg(기준치는 100mg 미만, 126mg 이상이면 당뇨병), 당화혈색소는 8.2퍼센트로 높은 수치를 유지했다. 사실 이구치 씨는 당질이나 지질이 많은 식사를 줄이지 않았고, 식사요법도 식사량 조절도 하지 않았던 것이다. 그 대신 골프를 좋아해서 골프장을 자주 다녔다고 한다.

하지만 그나마도 코로나19로 인해 집에 있는 기간이 길어지고 좋아하는 골프도 못하게 되자 공복혈당이 156mg으로 높아졌고, 당화혈색소는 8.9퍼센트까지 상승했다. 나는 이구치 씨에게 운동의 효과를 재차 설명하고 하루 6,000보 걷기와 에스컬레이터를 타지 말고 계단을 이용할 것 등을 권했다. 그리고 집에서 손쉽게 할 수 있는 쉬운 근육 트레이닝 몇 가지를 알려주었다.

이구치 씨는 반드시 실행하려고 결심한 것 같았다. 특히 허벅지 등 다리 근육이 약해진 상태라 쉬운 근육 트레이닝 중 몸을 살짝 앞으로 숙이고 무릎을 구부리지 않은 채 조금씩 걷는 5센티미터 걷기를 매일 식후에 30~60회씩 했다고 한다. 그리고 일주일에 2, 3일은 테이블 앞에 서서 배에 힘을 주어 집어넣고 발뒤꿈치를 드는 똑바로 서서 발뒤꿈치 들기도 했다.

그러자 3개월 후에는 공복혈당이 124mg, 당화혈색소가 7.6퍼센트로 떨어졌다. 회사에서도 짬이 날 때마다 쉬운 근육 트레이닝을 하게 된 이구치 씨는 이제 몸이 날렵해져 젊어 보인다며 기뻐하고 있다.

똑바로 서서 발뒤꿈치 들기

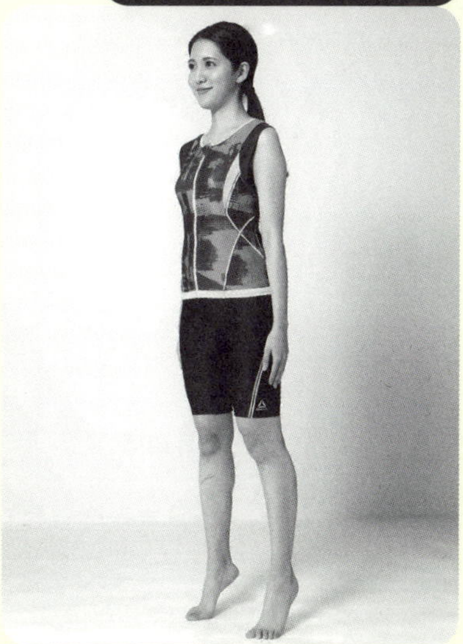

발뒤꿈치를 들고 5초 동안 유지

뒤꿈치를 들 때 몸이 휘청거리지 않는 사람은 테이블에 손을 대지 않아도 된다!

7

최신 케어

당뇨병을 악화시키는 스트레스와 치주병 개선법부터 식사 개선,
저혈당 대처법, 발 관리까지 슬기롭게 당뇨병 극복하는 법!

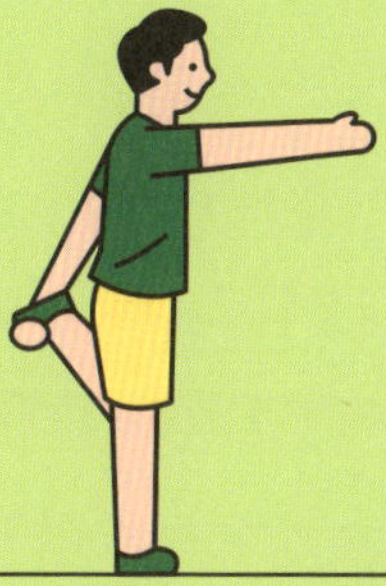

교토부립의과대학교 객원강사 **가지야마 시즈오**

식사요법을 오래 지속하지 못하는 사람은 칼로리를 계산하지 않고 먹어도 식후혈당 급상승을 막을 수 있는 '먹는 순서 요법'이 가장 알맞다

당뇨병 진단을 받으면 이른바 '당뇨병식'에 근거한 식사요법을 시작하게 된다. 하지만 식사요법을 오래 지속하지 못하고 도중에 좌절하는 당뇨환자가 적지 않다. 당뇨병식은 섭취 열량을 엄격하게 제한하기 때문에, 밥의 양도 적고 반찬도 저지방의 소박한 메뉴 위주이다. 또 식사 때마다 칼로리와 당질 섭취량을 계산하면서 당뇨병식을 만드는 게 환자나 가족에게 큰 부담이 되는 것이 사실이다. 이처럼 식사량이 적고 만족스럽지 않은 데다 조리도 번거로우니 식사요법을 오래 지속하지 못하는 것도 무리는 아니다.

게다가 식사요법을 진지하게 계속 실시한다고 해서 반드시 혈당 조절이 잘 된다고는 할 수 없다. 왜냐하면 종래의 식사요법은 영양의 균형은 중시하지만 식사 후의 혈당 변화는 그다지 고려하고 있지 않기 때문이다.

예를 들면, 종래의 식사요법에서는 하루 1단위(80kcal)분의 과일을 섭취하도록 하고 있는데, 이것이 식후혈당 급상승(혈당 스파이크)을 초래하여 뇌졸중이나 심장병을 일으키는 방아쇠가 되는 동맥경화 진행을 앞당기기도 한다.

나는 약 20년 전에 그것을 깨달은 뒤 식후혈당 급상승을 억제하는 식사법을 모색했다. 그리고 시행착오를 거쳐 '채소 → 반찬 → 주식' 순서로 먹으면 식후혈당 상승이 완화된다는 사실을 밝혀냈다. 이것을 '먹는 순서 요법(채소 먼저)'이라고 이름붙이고, 당뇨병 치료에 도입했다. 먹는 순서 요법은 번거로운 칼로리 계산이 필요 없고, 고기나 밥을 제한할 필요도 없어서 오래 지속하기 쉽다는 것도 큰 이점이다.

처음에 채소를 천천히 전부 먹는다

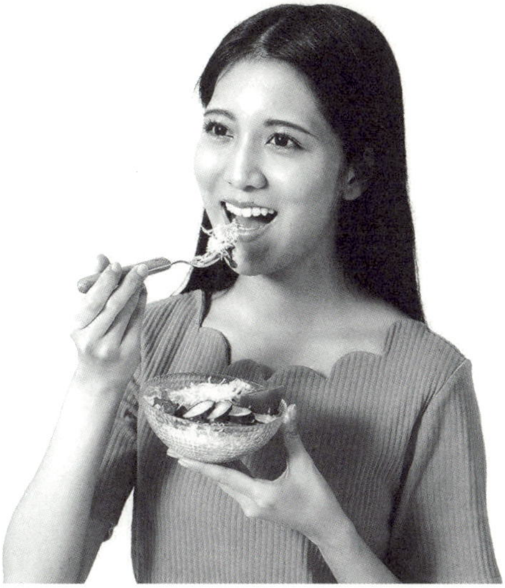

먹는 순서 요법에서는 우선 상에 오른 채소 (샐러드, 볶음 요리나 찌개에 들어 있는 채소)를 천천히 전부 먹는다. 다음으로 반찬 → 주식 순서로 먹는다.

먹는 순서 요법은 '가장 먼저 채소, 마지막에 밥'을 먹는다는 순서만 지키면 되며, 식사를 제한할 필요도 없고, 영양 균형도 뛰어나다

당뇨환자에게 권하는 먹는 순서 요법은 우선 상에 오른 채소를 다 먹고 마지막으로 주식을 먹는 식사요법이다. 이렇게 먹는 순서를 지키는 것만으로 식후혈당의 급격한 상승을 억제할 수 있다.

이 식사요법의 비결은 가장 먼저 식이섬유가 풍부한 채소를 먹는다는 점이다. 채소를 먼저 잘 씹어서 먹으면 그 식이섬유가 나중에 섭취하는 당분이나 지방과 결합해 당분의 흡수를 억제해준다. 실제로 오사카부립대학교의 이마이 사에코 교수(현재는 교토여자대학교)가 실시한 연구에서도 식사할 때 처음에 채소를 먼저 섭취하면 혈당 상승이 완화된다는 것이 확인되었다. 그래프를 살펴보자.

다음으로 무엇을 얼마나 먹는지도 중요하다. 특히 중요한 것은 채소 섭취량이다. 일본 후생노동성은 하루에 300g의 채소를 먹도록 권장하지만, 먹는 순서 요법에서는 400g을 목표로 한다. 채소는 비타민과 미네랄(무기영양소)의 보고(寶庫)여서 많이 먹으면 신체 대사가 활발해져 혈당이 에너지로 연소되기

먹는 순서와 인슐린 수치의 관계

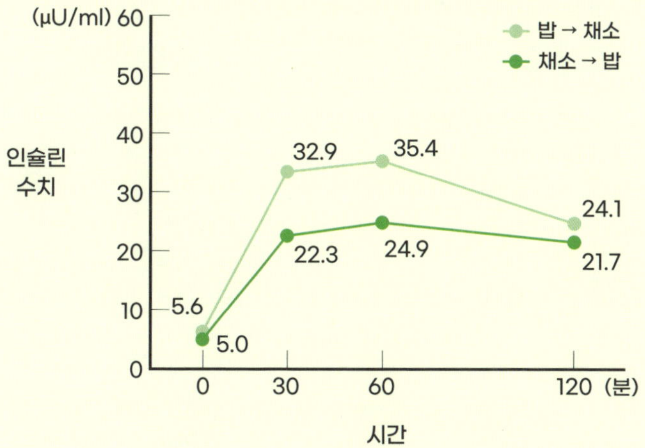

*출처: 이마이, 카지야마 등, 당뇨병 53: 112–115, 2010.

밥 → 채소 순서로 먹은 그룹에 비해 채소 → 밥 순서로 먹은 그룹이 혈당 상승이 완만하고 인슐린 분비가 적어졌다.

쉬워지기 때문이다.

하루 섭취량의 기준을 채소 종류별로 보자면, 담색 채소(양배추, 오이, 양파 등)와 녹황색 채소(당근, 시금치, 토마토, 피망 등)는 각각 150~200g씩, 버섯류는 약 50g, 해조류는 약 20g씩 섭취하면 좋다.

다음으로 먹는 단백질 반찬은 육류, 어패류, 대두나 대두식품, 우유와 유제품, 달걀로 나뉜다. 이것들은 하루에 한두 품목씩 섭취한다.

마지막으로 먹는 주식에는 밥이나 빵, 면류 등 곡류만 해당되는 것이 아니다. 탄수화물이 많은 고구마나 감자, 과일, 일부 채소(호박, 연근, 옥수수), 대두 이외의 콩류나 종실류(밤, 은행, 누에콩, 완두콩, 팥 등)도 주식으로 간주한다.

식품 선택법

● 권장식품		× 제한식품
양배추, 토마토, 양상추, 브로콜리, 오이, 경수채, 콩나물, 배추, 무 등 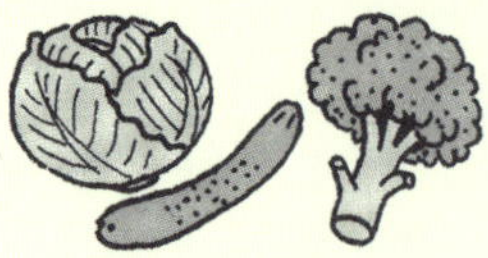	채소	연근, 호박, 옥수수 등 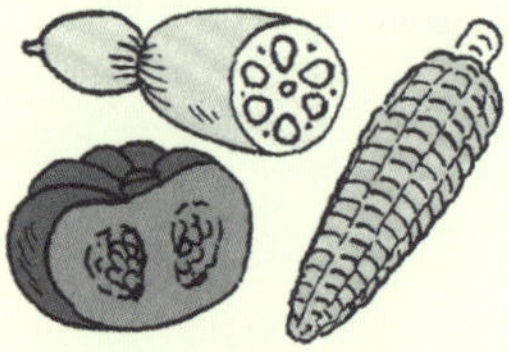
두부, 낫토, 생선 등 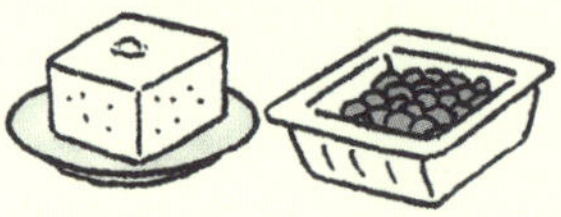	반찬	지방이 많은 고기 등 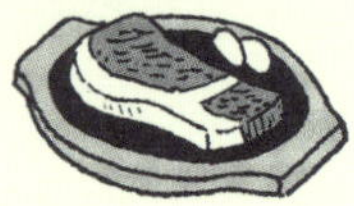
현미, 삼분도미, 순메밀국수 등 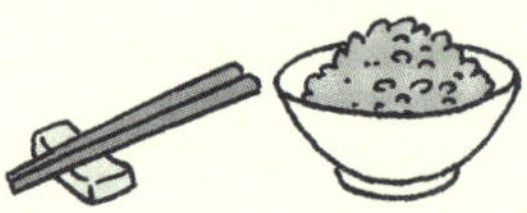	주식	정백미, 빵, 우동, 파스타 등 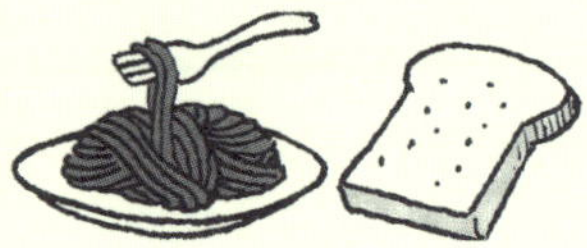

주식 섭취량은 한 끼에 150g을 기준으로, 여성은 100~150g, 남성은 150~200g으로 생각하면 된다(어느 쪽이든 밥의 기준량). 정백미나 빵은 혈당이 오르기 쉬우므로 현미나 3분도미(현미의 겨층을 살짝 벗겨낸 정도의 쌀 — 옮긴이), 순메밀국수를 권한다. 반찬 없이 주식만 먹기가 힘든 사람은 반찬을 조금 남겨 두었다가 마지막에 주식과 함께 먹어도 된다.

먹는 순서 요법은 적어도 한 달은 계속해보기를 권한다. 어느 정도 계속해서 효과가 나타나면 이 식사요법을 지 속할 의욕이 생겨 오래 계속할 수 있다.

먹는 순서 요법 실천 방법

채소 → 반찬 → 주식 순서로 먹는다

채소

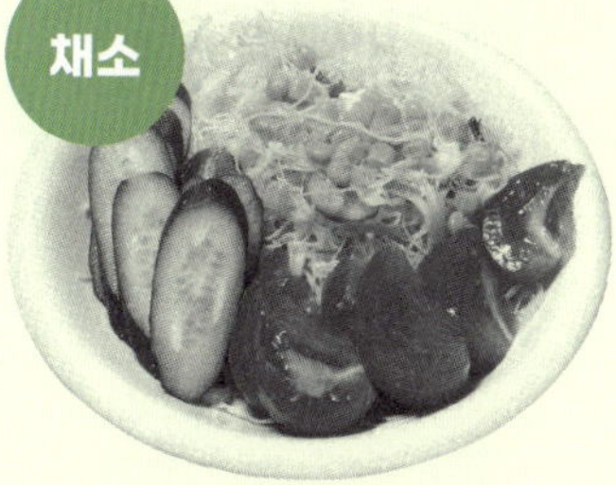

천천히 시간을 들여 먹는다.

- 채소를 전부 먹은 후 반찬을 먹는다.
- 10분 동안 먹는 것을 목표로 천천히 잘 씹어서 먹는다.
- 채소나 해조류는 하루에 400g을 목표로 균형 있게 먹는다.

담색 채소	150~200g
녹황색 채소	150~200g
버섯류	약 50g
해조류	약 20g

반찬

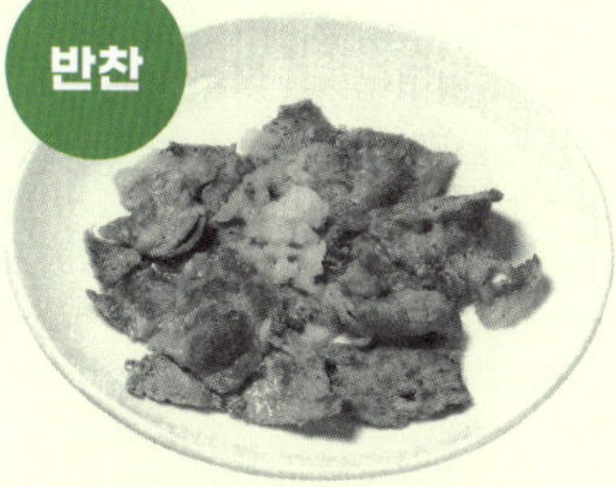

육류, 어패류, 대두로 단백질을 보충한다.

육류나 생선으로 동물성 단백질을 섭취해도 좋지만, 대두 등 식물성 단백질을 보충하는 것이 이상적이다.

X 단백질을 보충하는 반찬으로 적당하지 않은 음식

소고기감자조림, 닭튀김, 간로니(간장과 물엿 등으로 절여 달게 조리한 일본식 생선 조림–옮긴이), 지쿠젠니(닭고기와 채소를 간장소스에 조린 요리–옮긴이) 등

주식

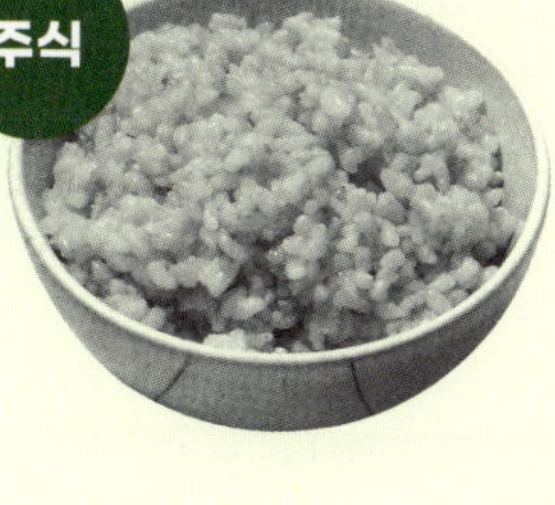

한 끼당 150g을 기준으로 먹는다.

남성 150~200g
여성 100~150g

면류나 빵보다 밥이 좋다. 특히 현미를 권장한다. 주식이 되는 밥 등의 양이 많다고 느껴지면 억지로 다 먹지 말고 남긴다.

↑ 앞의 표 [식품 선택법]의 내용을 염두에 두고 식사하면 효과가 높아진다.

스트레스는 당뇨병을 악화시키는 요인!
산책이나 스트레칭 등 적절한 운동이 스트레스 해소에 도움이 된다

당뇨병의 주요 원인은 당질 과다 섭취와 운동 부족이다. 그렇지만 당뇨병 발병에는 다양한 원인이 간접적으로 얽혀 있다. 몸과 마음의 스트레스도 당뇨병을 부르는 요인 중 하나이다.

불안이나 초조감, 분노 등 정신적 스트레스 또는 통증이나 괴로움 등 신체적 스트레스를 느낄 때 자율신경(의지와는 관계없이 내장이나 혈관의 작용을 지배하는 신경)의 하나인 교감신경(몸을 활발하게 만드는 신경)이 우위에 놓이면서 다양한 호르몬이 체내에서 분비된다. 그중에는 글루카곤이나 아드레날린, 갑상선호르몬, 코르티솔 등 혈당을 상승시키는 호르몬도 있다.

게다가 항상 스트레스를 끌어안고 있으면 과식이나 편식, 과음, 불면 등 생활습관이 망가지기 쉽고, 당뇨병을 초래하는 중대한 리스크 요인인 비만에 빠지기 쉬워진다는 점도 문제이다.

스트레스 해소의 첫 번째 방법은 운동을 하는 것이다. 일본 후생노동성이 발표한《건강을 유지하기 위한 신체활동기준 2013》에 따르면, 몸을 움직이면 기분 전환이 되어 스트레스도 해소되고 정신건강도 개선되는 효과가 있다고 한다. 운동을 함으로써 기분이 좋아지게 하는 세로토닌과 엔도르핀이라는 호르몬이 체내에 분비되기 때문이다. 일상적으로 운동을 하면 세로토닌과 엔도르핀이 안정적으로 분비되므로 몸과 마음이 스트레스에 잘 대처할 수 있게 된다. 그래서 산책이나 스트레칭 등 적절한 운동을 습관으로 만들기를 권한다.

적절한 운동으로 스트레스 해소

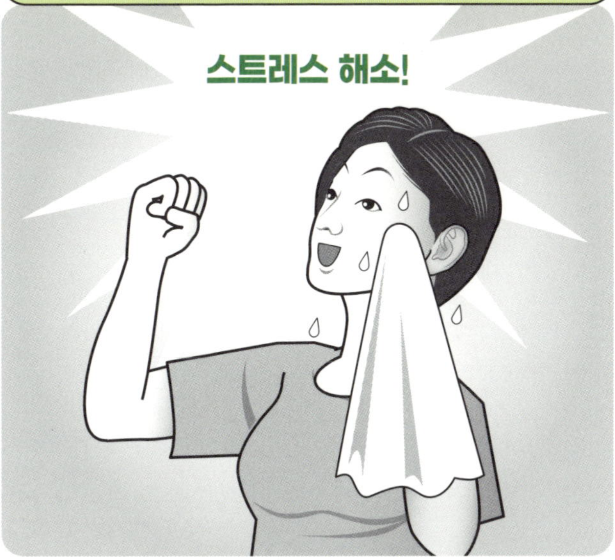

스트레스는 고혈당을 초래하는 요인 중 하나이다.
적절하게 몸을 움직이면 기분이 좋아지게 만드는 세로토닌과 엔도르핀 호르몬이 분비되어 스트레스 해소에 도움이 된다.

치주병도 당뇨병을 악화시키는 요인 중 하나! 예방은 양치, 구강 케어에 추가하는 '플러스 1 케어'

입속에는 다양한 세균이 있다. 건강에 좋은 작용을 하는 유익균도 있지만 건강을 해치는 유해균도 있다. 이 유익균과 유해균이 균형을 유지하고 있는데, 이 균형이 무너지면 치주병을 불러오게 된다.

치주병은 최근들어 당뇨병의 3대 합병증에 다음가는 합병증으로 주목받고 있다. 당뇨병에 걸리면 면역력이 떨어져 치주병에 걸리기 쉬워지기 때문이다. 또한 치주병에 걸리면 그 원인균인 치주병균이 혈당을 조절하는 인슐린의 작용을 저해하는 염증물질을 만들어낸다. 그 결과 혈당 조절이 잘 되지 않아 당뇨병이 악화되기도 한다.

치주병은 당뇨병 치료를 잘 받으면 발병을 억제할 수 있다. 동시에 입속을 청결하게 유지하는 것도 중요하다. 이를 닦거나 치실을 사용하는 등 구강 케어에 신경 써서 치주병균이 증식하지 않도록 유의할 필요가 있다.

나는 여기에 더해 치주병 예방법으로 '플러스 1 케어'를 권한다.

플러스1 케어 첫 번째는 '초콜릿'을 먹는 것이다. 초콜릿의 원재료인 카카오에는 치주병을 퇴치하는 작용이 있다. 특히 카카오 함량이 70퍼센트 이상인 다크초콜릿이 효과가 좋은데, 오카야마대학교 예방치과학 연구에서도 치주병 개선에 효과가 있다고 보고되었다.

두 번째는 자일리톨 껌을 씹는 것이다. 자작나무 성분인 자일리톨에는 플라크 균 증식을 억제하는 작용이 있어 치주병 예방에 도움이 된다. 자일리톨은 흡수가 느려서 혈당을 거의 상승시키지 않는 것도 장점이다.

그러니 구강 케어에 플러스 1 케어를 도입해 평소에 다크초콜릿을 적정량 먹거나 자일리톨 껌을 씹는 것도 좋다.

초콜릿과 자일리톨 껌이 효과적

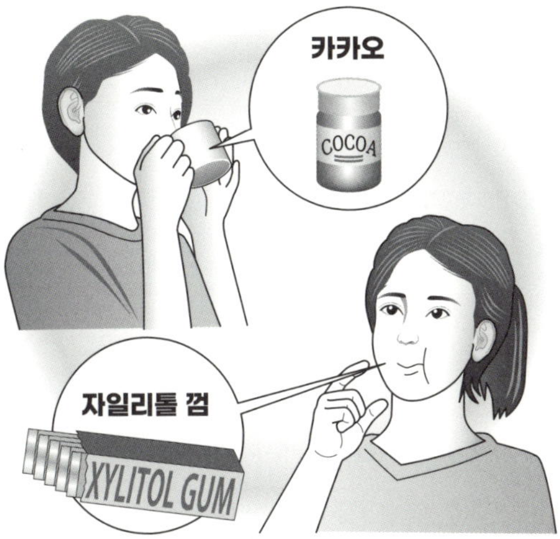

당뇨병 악화를 억제하려면 치주병 예방이 중요하다.
초콜릿의 원료인 카카오와 자작나무 성분인 자일리톨에는 치주병을 방지하는 작용이 있다.

칼로리 높은 술과 고기, 기름진 중화요리, 당질이 많은 파스타를 건강하게 먹는 법

당뇨환자에게 식생활은 당뇨병의 경과를 좌우하는 중요한 부분이지만, 열량은 낮으나 맛이 없는 당뇨병식을 무리하게 계속할 필요는 없다. 당질 섭취량은 줄여야 하나 당뇨환자도 식사를 즐길 수 있다. 그 요령을 소개한다.

우선, 술을 살펴보자. 음주는 피하는 것이 좋지만 치료를 통해 혈당이 안정되었고 합병증도 없다면 적정량 마셔도 괜찮을 수 있다. 개인차가 있지만 가능한 섭취량은 하루 2단위(맥주는 병맥주 1병, 정종은 1홉)가 기준이 된다. 또 1주일에 하루이틀은 간을 쉬게 하는 날로 정해두는 것이 좋다.

다음으로 고기 먹는 법을 살펴보자. 육류는 중요한 단백질원이므로 지방이 적은 부위를 지방이나 껍질은 제거하고 먹는다. 소고기와 돼지고기는 등심, 앞다리살, 뒷다리살이, 닭고기는 가슴살이 지방이 적다. 이때 돈가스 같은 튀김은 피하고, 석쇠나 오븐에 굽거나 찜, 샤브샤브 같은 조리법을 선택한다.

이제 외식할 때 주의할 점을 살펴보자.

중화요리는 맛을 내기 위해 설탕을 넣거나 걸쭉하게 만들려고 녹말가루를 사용하므로 당질이 많이 함유되어 있다. 따라서 단맛이 강한 탕수육이나 고기완자는 피하고, 걸쭉하게 만들지 않은 채소볶음을 고르거나 신체 대사를 높여주는 생강, 고추를 사용한 매운 음식을 선택하는 게 좋다.

또 중화요리에는 라멘, 볶음밥, 딤섬 등 주식이 되는 요리가 많다. 기본적으로 이런 주식은 많이 먹지 않도록 한다. 라멘을 먹고 싶을 때는 채소를 많이 넣은 탄멘(맑은 육수를 사용하며 채소가 많이 들어가는 중국식 면 요리 — 옮긴이)을 선택하면 된다. 군만두는 1회 식사에 3개 정도로 제한한다.

중화요리를 먹을 때 주의점

1 전채 요리로는 당질이 적은 메뉴를 선택한다.
처음에는 잎채소 볶은 것을 먹으면 좋다. 공심채 볶음, 청경채 볶음 등을 추천한다. 채소 외에 피단도 당질이 적다.

2 주요리로는 매운 음식이 좋다.
중화요리에 쓰이는 조미료나 걸쭉하게 만드는 재료에는 당질이 많으므로 주의가 필요하다. 생강이나 고추는 신체 대사를 높이므로 걸쭉하지 않은 매운 음식을 선택하면 좋다.

3 면류는 채소가 많은 탄멘을 선택한다.
면류는 당질이 많으므로 먹지 않는 편이 무난하다. 그래도 먹고 싶다면 채소가 많은 탄멘을 선택하되 면은 적게 주문하고 국물은 남기도록 한다.

최근에는 이탈리아 요리도 인기가 많은데 파스타나 피자는 당질이 많으니 주의해야 한다. 이때도 마찬가지로 파스타나 피자를 먼저 먹지 말고 전채 요리로 샐러드나 마리네를 먼저 먹는다.

코스 요리일 때는 전채 요리가 나온 뒤에 스프나 주요리(육류, 어류)를 먹고 마지막으로 파스타나 피자, 빵을 적정량 먹는다. 앞에서 소개한 먹는 순서 요법을 따르면 된다.

와인은 1잔 정도는 마셔도 괜찮지만, 화이트와인은 당질이 많으니 레드와인을 선택하는 게 좋다. 또 주스나 단맛이 나는 식전주 등의 음료와 케이크나 아이스크림 같은 디저트에는 당질이 많으니 피하는 게 좋다.

이탈리아 요리를 선택할 때의 주의점

1 샐러드부터 먹고 파스타는 마지막에!
코스 요리에서는 '샐러드 → 스프 → 주요리(육류, 어류) → 파스타나 피자' 순서로 먹는다. 파스타나 피자는 전부 먹지 말고 남겨도 좋다.

2 전채 요리는 샐러드나 마리네를 선택한다.
샐러드의 식이섬유와 마리네의 식초에는 당질이나 지질의 흡수를 억제하는 작용이 있다. 빵을 곁들이지 않는 것이 좋지만 아무래도 먹고 싶다면 한 개로 제한한다.

3 피자는 도우가 얇은 것을 선택한다.
당질 덩어리인 파스타나 피자는 피하는 것이 좋지만 먹을 때는 적게 먹는다. 파스타 곱빼기는 절대 금물이고, 피자는 도우가 얇은 것을 선택한다.

초밥은 저지방이고 건강에 좋다는 이미지가 있어서 외식할 때 회전 초밥집을 선택하는 사람이 많다. 하지만 초밥의 '밥'은 탄수화물이니 많이 먹으면 당질을 과다섭취하게 된다. 게다가 가격도 만만해서 계속 집어먹다 보면 과식하는 경향이 있다.

그래서 회전 초밥을 먹을 때는 절임이나 달걀찜, 된장국 등 곁가지 메뉴를 주문해 먼저 먹는 게 좋다. 테이블에 놓인 생강초절임도 좋으니 처음부터 초밥을 집어먹지 말고 다른 것을 먼저 먹는다.

다음으로 문어나 오징어, 조개류 등의 초밥을 먹는다. 단단하거나 질긴 것을 씹다 보면 뇌의 만복 중추가 자극되어 과식을 막을 수 있다.

그런 다음 제철 생선으로 만든 초밥을 선택해 천천히 적게 먹는다.

초밥 먹을 때의 주의점

1 초밥 외에 곁가지 메뉴를 선택한다.

초밥은 제일 먼저 먹어서는 안 된다. 일단 곁가지 메뉴인 절임이나 계란찜, 장국 등을 주문해 먼저 먹는다. 생강 초절임 같은 것을 먼저 먹는 것도 좋다.

2 문어나 오징어, 조개류 등을 얹은 초밥을 먼저 먹는다.

초밥 종류 중에서는 먼저 문어나 오징어, 조개류(피조개, 고둥 등)를 선택한다. 씹는 횟수가 많아지기 때문에 과식을 방지할 수 있다.

3 맛있는 초밥을 선택해 천천히 먹는다.

저렴한 초밥을 많이 먹는 것보다 가격이 좀 비싸더라도 그 계절에 가장 맛있는 초밥을 선택한다. 소량을 천천히 먹으면서 미각과 후각을 모두 사용해 음미하는 것이 포인트이다.

간식을 먹는다면 카카오 함량이 70퍼센트 이상인 초콜릿이 제일 좋다. 카카오에는 혈당을 낮추는 효과가 있다는 사실이 해외 연구에서 확인되었다

앞에서 설명한 것처럼 카카오 함량이 70퍼센트 이상인 다크초콜릿에는 당뇨병 악화요인인 치주병을 예방하고 개선하는 효과가 있음이 확인되었다. 또한 최근 연구에 따르면 다크초콜릿에는 혈당 조절을 담당하는 인슐린의 작용을 높여 혈당을 내리는 성분이 있다는 것도 판명되었다.

이탈리아에서는 건강한 성인 15명을 대상으로 다크초콜릿을 먹는 그룹과 먹지 않는 그룹으로 나누어 15일 동안 포도당부하시험을 실시했다. 그러자 다크초콜릿을 먹는 그룹이 먹지 않은 그룹에 비해 혈당이 확연하게 낮아졌다.

일본에서도 산학관 공동으로 실시한 가마고리스터디라는 대규모 조사에서 카카오의 건강효과가 확인되었다. 이 연구에서는 아이치현 가마고리시에 사는 347명에게 다크초콜릿을 하루에 25g씩 4주 동안 먹게 하여 카카오의 건강효과를 평가했다. 그 결과 혈압이 떨어지고 혈관의 유연성이 높아지거나 '나쁜 콜레스테롤(LDL 콜레스테롤)'이 줄어들었고, 당대사가 향상되어 당뇨병을 예방하는 작용도 확인되었다. 이런 작용은 카카오에 함유된 '에피카테킨'이라는 폴리페놀(식물에 함유된 항산화성분)의 작용으로 인슐린의 분비가 촉진되기 때문이라고 보인다.

그밖에도 카카오에는 간기능 향상, 변비 개선, 스트레스 해소 등의 건강효과가 있는 것으로 확인되었다.

초콜릿은 카카오의 비율이 많을수록 에피카테킨이나 식이섬유가 풍부하며 칼로리도 낮다. 당뇨환자가 간식을 섭취한다면 다크초콜릿을 하루에 한두 조각 먹으면 좋다. 무당 초콜릿도 시판되고 있어서 혈당이 오르기 쉬운 사람도 안심하고 먹을 수 있다.

간식으로는 다크초콜릿이 최적이다!

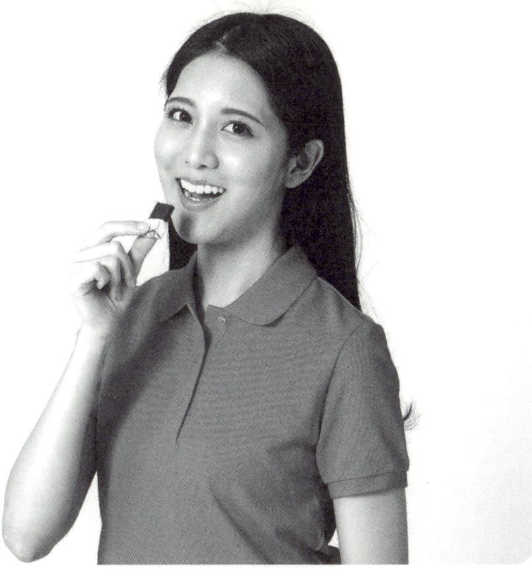

초콜릿의 원료 카카오에는 폴리페놀인 에피카테킨이 풍부하다.
에피카테킨은 인슐린 분비를 촉진한다고 여겨진다.

저녁 식사가 늦어지기 쉬운 사람은 귀가 전과 귀가 후로 나누어 먹으면 식후혈당 상승이 완화된다

매일 먹는 식사는 아침, 점심, 저녁 정해진 시간에 먹는 것이 이상적이지만 직장에서 일하는 사람들은 매번 그러기가 쉽지 않다. 하지만 식사와 식사 사이의 간격이 벌어져 공복이 된 뱃속에 갑자기 음식이 들어가면 식후혈당이 급격하게 올라가 당뇨병이 악화될 수 있으니 주의해야 한다.

저녁 식사가 늦어지는 일이 잦은 당뇨환자에게는 저녁을 두 번에 나누어 먹는 '소분식'을 권한다. 귀가 전에 1차로 채소와 주식을 먹고, 집에 들어가서 소화가 잘 되는 죽을 먹는 방식이다. 이렇게 집에 가기 전에 주식을 먹어 두면, 밤늦게 허겁지겁 먹는 일을 방지하여 식후혈당 상승도 완만해진다. 1차 식사를 할 때는 앞에서 짚어봤듯이 주식을 먹기 전에 먼저 채소를 먹는다.

귀가 전에 먹을 것으로는 편의점에서도 파는 샐러드와 삼각김밥(특히 식이섬유가 많은 슈퍼보리를 사용한 주먹밥을 추천한다.)이나 샌드위치가 좋겠다. 먼저 샐러드를 전부 먹고 나서 삼각김밥이나 샌드위치를 먹는다. 샐러드는 채소 외에 버섯류, 해조류, 콩류가 골고루 들어간 것이 좋다.

그러고 나서 귀가 후에는 단백질 반찬을 중심으로 먹는다. 메뉴로는 생선요리(찜, 구이), 대두식품(낫토, 두부, 유부), 달걀 요리(달걀프라이, 오믈렛)가 좋다. 고기 요리는 칼로리가 높으니 자기 전에는 삼가는 게 좋다. 그밖에도 샐러드, 나물, 절임, 된장국 등 당질이 들어 있지 않은 음식이라면 먹어도 좋다. 무엇보다 귀가 후의 식사는 적게 먹도록 먹는 양을 조절하고, 주식은 아예 먹지 않도록 한다.

혈당약을 먹는 사람이 소분식을 한다면 약은 귀가 전 주식을 먹을 때 복용하면 된다.

저녁을 두 번에 나누어 먹으면 좋다

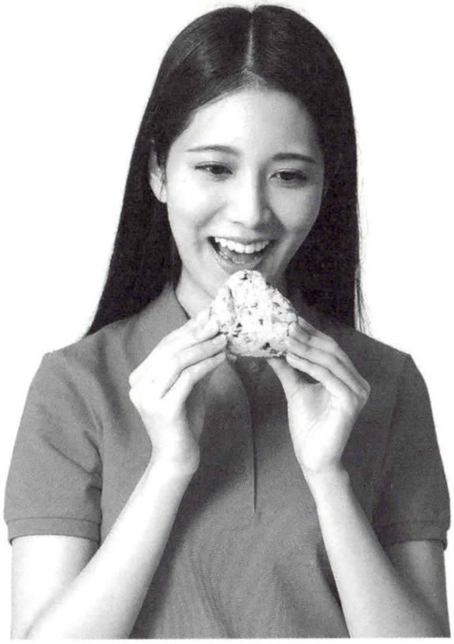

슈퍼보리로 만든 삼각김밥. 귀가가 늦어지는 사람은 귀가 전에 저녁으로 샐러드와 주식을 먹고, 귀가 후에 단백질 위주의 반찬을 소량 먹으면 좋다.

당뇨환자는 갑자기 의식을 잃는 저혈당이 일어나기 쉬우니 외출할 때나 운동할 때뿐만 아니라 목욕할 때도 주의하자!

당뇨가 있는 사람은 다양한 합병증도 염려해야겠지만 혈당이 70mg 이하로 떨어지는 저혈당에도 주의해야 한다. 당뇨병에 걸리면 혈당이 올라가기만 하는 것이 아니라 과도한 식사 제한이나 격렬한 운동, 혈당약이나 인슐린 주사의 잘못된 사용으로 인해 혈당이 급격하게 떨어지는 일도 있기 때문이다.

구체적으로는 다음과 같은 경우에 저혈당이 많이 일어난다.

— 탄수화물 섭취량이 극단적으로 적어졌을 때

— 약을 먹거나 인슐린 주사를 맞은 후 식사 시간이 늦어졌을 때

— 운동 중이나 운동 후 또는 식사 후에 시간이 꽤 지나 공복 상태로 운동했을 때

— 약 복용량이나 인슐린 주사 사용량이 많았을 때

— 음주 후나 입욕 후(입욕도 운동과 마찬가지로 에너지를 많이 소비한다.)

저혈당이 되면 발한, 빈맥, 불안감, 손떨림, 안색이 나빠지는 등의 증상(교감신경증상)이 나타나고, 혈당이 50mg 정도까지 떨어지면 두통, 눈 침침함, 집중력 저하, 선하품 같은 증상(중추신경증상)이 나타난다. 50mg 이하가 되면 심

각한 중추신경증상이 나타나 경련을 일으키거나 혼수상태에 빠지기도 한다. 이 정도까지 심한 저혈당에 빠지면 목숨이 위험해질 수 있다.

저혈당이 일어나면 바로 포도당 10g(설탕이라면 20g) 또는 포도당을 함유한 음료수 150~200*ml*를 마시고 15분 정도 안정을 취하도록 한다. 저혈당은 언제 일어날지 모르니 외출할 때는 항상 포도당이나 사탕을 가지고 다니는 게 좋다.

저혈당은 의사의 처방대로 약을 먹거나 인슐린 주사를 맞고 있는데도 일어날 수 있다. 저혈당을 겪은 사람은 어떤 상황에서 저혈당이 일어났는지 꼼꼼하게 돌아보고 재발하지 않도록 조심하는 것이 중요하다.

목욕 후에 저혈당이 일어나기도 한다

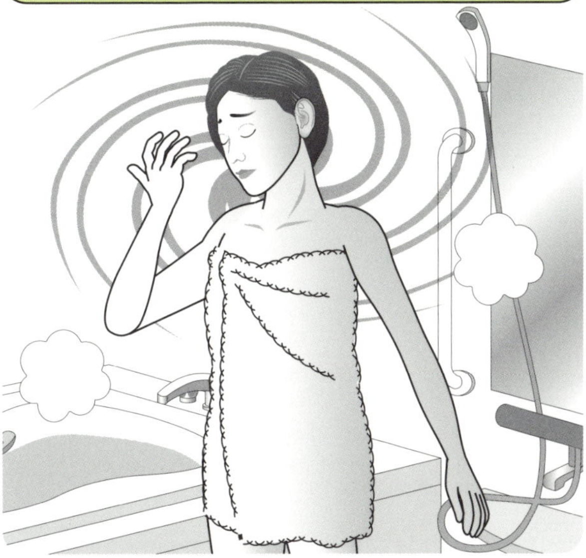

목욕을 하면 에너지 소비가 많아져 저혈당이 일어나기 쉽다.
목욕은 공복 상태를 피해 식후에 하는 편이 좋다.

당뇨병에 걸리면 혈류 장애로 발의 상처나 무좀이 낫기 어려우니 '발의 이상 점검', '발 관리'가 필수이다

당뇨병의 중대한 합병증 중 하나로 '신경장애'가 있다. 신경장애는 혈관이 약해져서 나타나는 혈류 장애로 저림이나 통증, 감각 둔화 따위 증상이 나타난다.

특히 당뇨병성 신경장애는 몸의 말단에 있는 발에 많이 나타난다. 발은 체중을 지탱하느라 큰 부담을 받고 있는데, 저림이나 감각 둔화가 있으면 자각하지 못한 사이에 손바닥이나 발바닥에 못이 박히거나 티눈, 물집, 신발로 인한 피부 벗겨짐, 무좀, 갈라짐, 발톱이 살 속으로 파고들어 염증과 통증을 일으키는 내성발톱, 궤양 등이 생긴다.

그런 문제가 악화되면 조직이나 세포가 국소적으로 죽는 괴저로 이어지고, 발을 절단해야만 하는 일도 드물지 않게 일어난다. 괴저가 발생하지 않더라도 발의 혈류가 악화되면 영양과 산소가 충분히 공급되지 못해서 상처나 무좀이 생겨도 좀처럼 낫지 않아 문제가 된다.

이런 상태를 막기 위해서는 발의 이상을 체크해야만 한다. 다음 그림에 발의 이상 체크 방법을 정리해 놓았다. 이 방법을 참고해 매일 발의 변화를 적어 보며 이상을 빨리 알아챌 수 있게 대비한다. 만약 발에 분명한 이상이 나타났을 때는 서둘러 의료기관을 찾아야 한다.

발의 이상 체크 방법

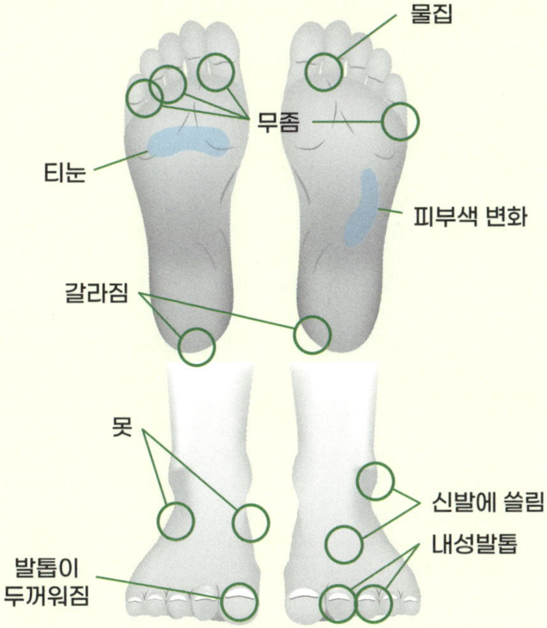

↑ **그림의 염려되는 부분에 동그라미 치고 아래에서 해당하는 항목에 체크한다.**

- □ 못, 물집, 티눈이 있다.
- □ 신발에 쓸려 피부가 까졌다.
- □ 무좀이 있다.
- □ 뒤꿈치가 갈라졌다.
- □ 상처가 있는데 잘 낫지 않는다.
- □ 발톱이 두껍다. 내성발톱이다.
- □ 피부나 발톱이 변색되었다.
- □ 악취가 난다.
- □ 발이 차다. 저리듯 아프다.
- □ 피부감각이 둔하고, 통증을 잘 못 느낀다.

발의 이상 점검과 함께 중요한 것이 '발 관리'인데, 그 기본은 다음과 같다.

① 비누로 발바닥부터 발가락 사이까지 꼼꼼하게 씻어 청결하게 할 것

② 보습크림을 바를 것

③ 발톱을 자르고 손톱 줄로 갈 것(너무 바싹 깎지 않도록 주의한다.)

발을 보호하려면 자신의 발에 맞는 신발을 선택해야 한다. 신었을 때 압박감이 없고 발뒤축이 피부에 쓸리지 않는 신발이 이상적이다.

양말은 흡습성이 좋은 면이나 울 소재가 적당하다. 맨발로 신발을 신으면 발에 상처가 생기는 원인이 되므로 반드시 양말을 착용한다.

발의 감각이 둔해진 사람은 저온화상에도 주의해야 한다. 겨울 등 추운 시기에는 난로 같은 열원에 직접 발이 닿지 않도록 한다.

스스로 발 관리를 할 자신이 없다면 병원의 '발 관리 외래진료'를 받는 것도 좋다. 발 관리 외래진료센터에서는 전문 직원이 관리해주고, 관리 방법도 알려준다. 당뇨환자라면 발에 문제가 있든 없든 한번 방문해보기를 권한다.

발 관리 외래 진료를 받는다

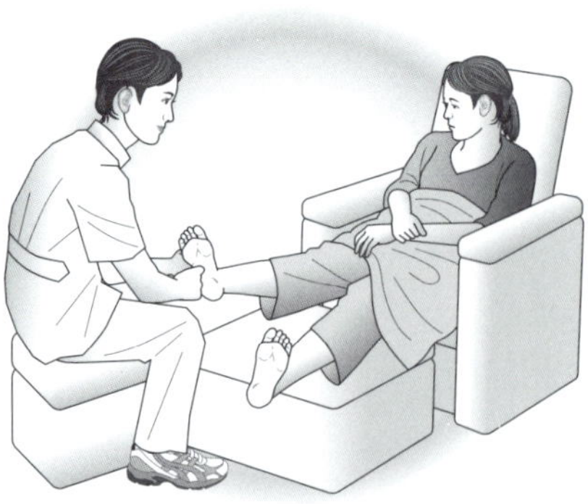

최근에는 발 관리 외래진료센터를 갖춘 병원도 있다. 당뇨병으로 인한 발의 이상을 전문적으로 관리할 뿐 아니라 일상적 셀프케어 방법도 알려준다.

8

최신 진료

당뇨병은 실명, 인공투석, 발 절단 등을 초래하는 합병증을 일으키는 병이지만 투석을 피할 수 있는 신약도 등장하여 최악의 사태를 방지하는 시대가 되었다.

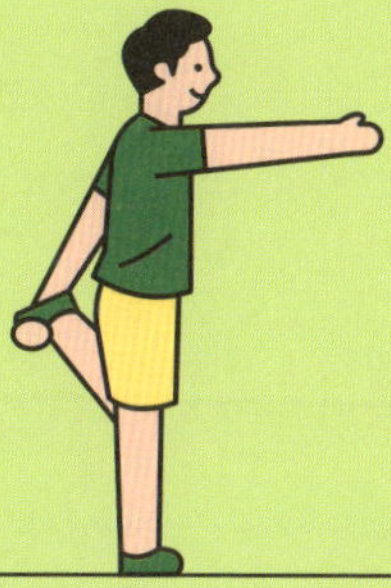

지치의과대학교 명예교수, 네리마히카리가오카병원 명예원장 **가와카미 마사노부**

건강검진에서 혈당이 정상 수치로 나온 사람도 주의하자! 모르는 새 악화된 숨은 당뇨병을 찾아내는 '혈당 추이 검사'

혈당치는 평소의 식사나 운동에 따라 하루에도 수시로 변동되는데, 이를 일내변동이라고 한다. 특히 당뇨병 초기에는 식후에 혈당이 급상승해 식후혈당이 정상범위를 넘어 최고조에 달한 후에 다시 식전이 되면 간신히 정상범위에 드는 고혈압 전단계까지 낮아지는 경우가 적지 않다. 그 때문에 건강검진에서 공복혈당이 정상범위라고 나오기도 한다. 즉 당뇨병임에도 당뇨병이 아니라는 판정을 받기도 하는 것이다. 이것이 '숨은 당뇨병'이다.

숨은 당뇨병인지 아닌지는 어떻게 알 수 있을까? 의료기관에서 75g 경구포도당부하시험을 받아보면 알 수 있다. 최근에는 혈당 추이를 보기 위해 스스로 혈당을 측정하는 혈당자가측정(SMBG)을 권장한다. 기상 직후, 식사 전후, 운동 전후, 취침 전 등 수시로 혈당을 측정하여 기록하면 어느 한 시점의 측정값이 아니라 혈당이 하루 동안 어떻게 변동하는지를 파악할 수 있어서 숨은 당뇨병을 조기 발견하는 데 도움이 된다. 혈당을 스스로 측정할 수 있는 간이측정기는 다양한 기종이 시판되고 있다.

의료기관에서 혈당의 일내변동을 검사하는 방법에는 '연속 혈당측정기

(Continuous glucose monitoring, CGM)'와 '순간 주사형 혈당측정기(Flash glucose monitoring, FGM)'가 있다. 두 가지 모두 복부나 위 팔뚝에 센서를 장착하여 피하 간질액에 들어 있는 포도당의 양을 측정하는 검사법으로, CGM은 3~10일, FGM은 14일 연속으로 측정할 수 있다.

혈당의 일내변동 비교

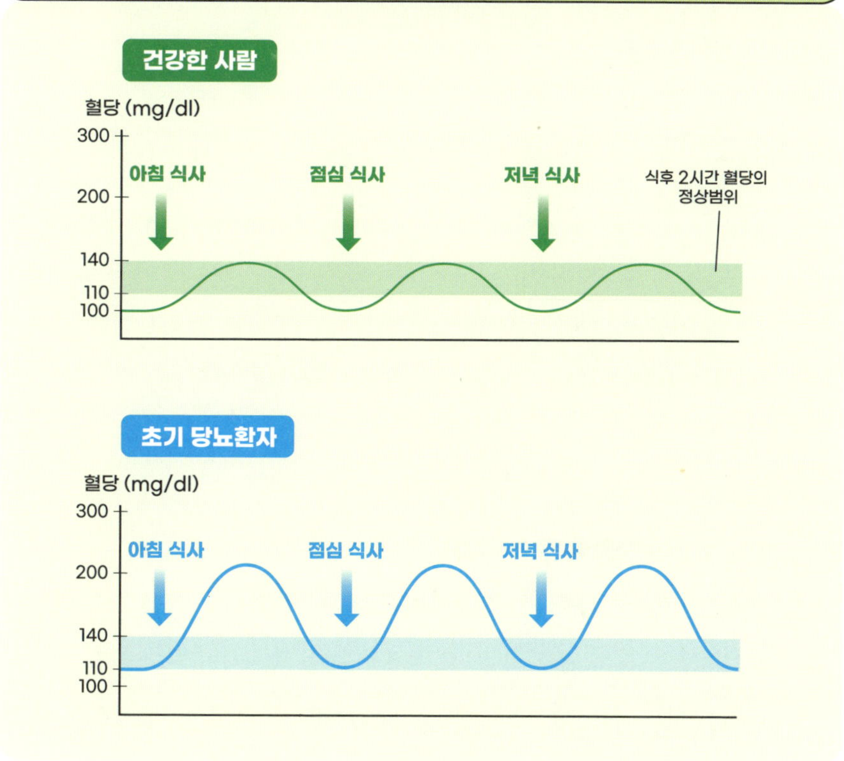

초기 당뇨환자의 대부분은 식후에 혈당이 급상승해 식후혈당의 정상범위를 넘어 최고조에 달한 후에 대개는 간신히 정상범위에 드는 고혈압 전단계까지 낮아진다.

당뇨환자는 혈당 관리에 실패하면 합병증을 초래하기 쉬워 3대 합병증 검사는 필수이다

당뇨병이 진행되면 다양한 합병증을 일으킨다. 그중에서도 눈과 신장의 가느다란 혈관과 신경은 손상을 입기 쉬워 당뇨병의 3대 합병증인 당뇨병성 망막증, 당뇨병성 신증, 당뇨병성 신경장애의 리스크가 높아진다. 3대 합병증 외에도 뇌경색, 뇌출혈, 심근경색, 인지증(치매)처럼 쓰러져 자리보전을 하게 만들거나 사망을 부르는 중대 질병을 일으키기 쉬워진다.

당뇨환자는 혈당 검사에 더해 정기적으로 합병증 유무나 진행도를 검사하는 다음과 같은 검사를 받는 것이 중요하다.

— **당뇨병성 망막증의 주요 검사**

안저 검사(안저 카메라로 망막의 혈관 상태나 출혈 유무 등을 조사한다), 형광안저조영 검사(팔의 정맥으로 형광조영제를 주사하여 안저 사진을 찍어서 안저 상태를 조사한다), 광간섭단층계 검사(PCT. 망막의 단층영상을 촬영하는 검사로, 황반부종 등 눈의 황반 이상을 조사하는 데 효과적이다.)

— **당뇨병성 신증의 주요 검사**

알부민뇨 검사(알부민이라는 단백질의 일종이 소변에 새어 나오는지 여부를 조사한다), 혈청 크레아티닌 검사(신장의 기능이 저하되면 혈액 속에 늘어나게 되는 크레아티닌의 양을 조사한다.)

— **당뇨병성 신경장애의 주요 검사**

아킬레스건 반사 검사(기구로 아킬레스건을 두드렸을 때의 반응을 검사한다), 진동각 검사(진동을 전달하는 음차를 복사뼈에 대어 진동을 느끼는 시간을 측정한다), 신경전도 검사(말초신경을 전기로 자극하여 자극이 전해지는 속도를 측정한다.)

당뇨병이 일으키는 합병증

당뇨병의 3대 합병증

당뇨병 망막증 | 당뇨병성 신증 | 당뇨병 신경장애

이밖에도 이런 합병증이 생길 우려가 있다.

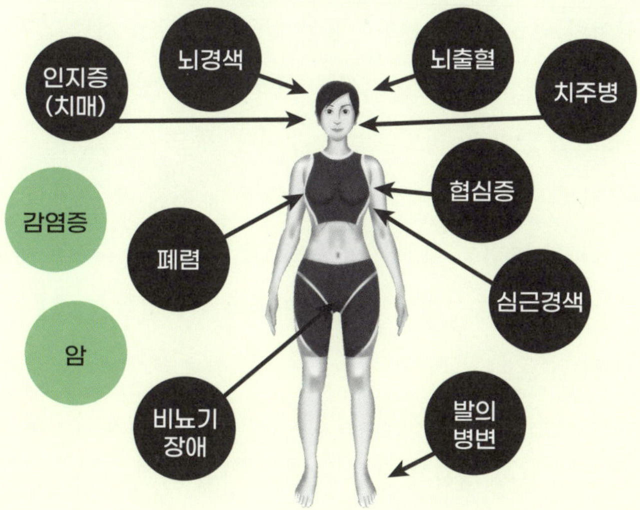

초기 당뇨환자의 대부분은 식후에 혈당이 급상승해 식후혈당의 정상범위를 넘어 최고조에 달한 후에 대개는 간신히 정상범위에 드는 고혈압 전단계까지 낮아진다.

의사로부터 운동지도와 식사지도를 받아도 지속하지 못하는 사람은 교육입원으로 혈당 관리에 성공할 수 있다

꼬박꼬박 약은 먹지만 의사가 알려준 운동요법과 식사요법을 제대로 실행하지 못해 좀처럼 혈당이 떨어지지 않는 사람도 많다. 그런 당뇨환자에게는 '교육입원'을 권한다.

교육입원이란 의료기관에 1, 2주 동안 입원해 당뇨병 치료를 받으면서 의사, 관리영양사, 약제사, 임상검사기사, 이학요법사 같은 전문가들에게 당뇨병과 그 치료에 관한 강의 및 지도를 받는 것이다. 주요 프로그램으로는 당뇨병에 대한 기초지식과 진단 및 치료법, 합병증 등에 대해 배우는 '당뇨병 교실', 운동요법의 효과와 방법을 배우는 '운동 교실', 치료약의 효과와 복약 주의사항을 알려주는 '복약 지도', 발의 이상 확인법과 관리방법을 배우는 '발 관리 교실' 등이 있다.

교육입원의 목적은 환자 자신이 당뇨병이라는 질병을 올바로 이해하는 것, 혈당 조절의 목표를 정하고 달성하려는 의욕을 가지는 것, 치료를 지속할 자신감을 얻는 것이다. 이를 위해 다각도에서 다양하게 지도한다. 지도라고 해서 전문가가 환자에게 일방적으로 알려주는 것은 아니다. 환자의 일상생활과 약물요법 실행 상황을 듣고 치료가 잘 되지 않는 이유와 문제점을 밝혀내어 장기간 실행할 수 있는 치료계획을 함께 생각하고 지원해주는 방식이다.

교육입원을 하면 지금까지의 생활습관에서 무엇이 어떻게 개선되면 좋을지를 이해할 수 있어 긍정적으로 치료에 임할 수 있다는 장점이 있다. 교육입원 스케줄과 프로그램, 비용 등은 의료기관에 따라 다르고, 비용은 건강보험이 적용된다. 교육입원을 희망하면 주치의와 상담하여 자세한 설명을 들어보면 된다.

또 통원하며 당뇨병 교육을 받을 수 있는 의료기관도 있다. 가정이나 직장의 사정으로 입원할 수 없는 경우는 통원하면서 당뇨병 교육을 받는 것도 좋다.

교육입원으로 지도를 받는다

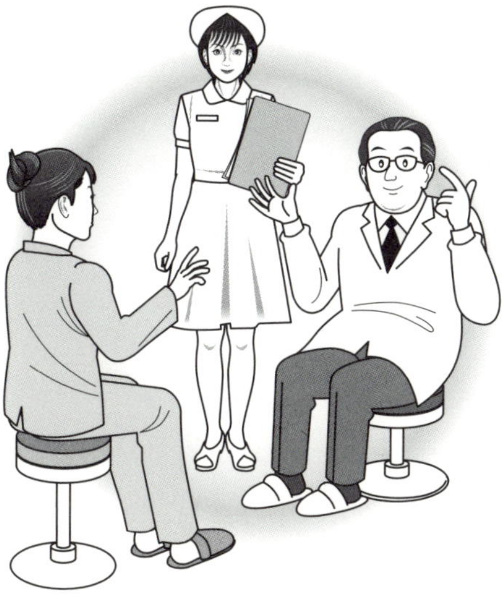

교육입원을 하면 혈당 조절이 잘 되지 않았던 문제점과 해결책이 분명해진다.

치료약 중에서도 지금 주목받는 신약은 당 배출을 촉진하는 SGLT2 저해제로, 비만까지 치료하는 사람도 많다

제2형 당뇨병 치료는 우선 식사요법과 운동요법을 시작하여 2, 3개월 계속해도 혈당이 충분히 떨어지지 않는 경우 약물요법을 병행하는 것이 원칙이다. 심각한 대사 이상이라면 처음부터 약물요법을 시작하기도 한다.

제2형 당뇨병 치료에 쓰이는 혈당 강하제(주로 먹는 약)는 작용 방식에 따라 크게 세 종류로 나눈다.

— **인슐린 분비를 촉진하는 약**

술포닐요소(SU)계 약물, 속효성 인슐린 분비 촉진제(글리니드제), DPP-4 저해제, 주사약인 GLP-1 수용체 작용제가 있다. 술포닐요소계 약물과 글리니드제는 췌장의 베타세포에 작용하는 약이다. DPP-4 저해제는 인슐린 분비를 촉진하는 인크레틴이라는 호르몬이 분해되는 것을 억제하는 작용을 한다. GLP-1 수용체 작용제는 인크레틴처럼 작용하여 인슐린 분비를 촉진한다.

— **인슐린 작용을 좋게 하는 약**

간에서 포도당이 방출되는 것을 억제하는 비구아나이드계 약물과 근육이나 지방조직에 작용해서 인슐린 작용이 좋아지게 하는 치아졸리딘디

온계 약물이 있다.

— **포도당의 흡수와 배출을 조절하는 약**

소장에 작용하여 당질이 포도당으로 분해되는 속도를 늦추는 비구아나이드계 약물 글루코시다아제 저해제와 신장에 작용하여 혈액 속에 늘어난 포도당을 소변으로 배출하도록 돕는 SGLT2 저해제가 있다.

제2형 당뇨병 치료에 쓰이는 세 가지 유형의 약

인슐린 분비를 촉진하는 약

술포닐요소(SU)계 약물	췌장의 베타세포에 있는 술포닐요소 수용체와 결합하여 인슐린 분비를 늘린다.
속효성 인슐린 분비 촉진제(글리니드제)	인슐린 분비 속도를 높여 식후의 고혈당을 억제한다.
DPP-4 저해제	인슐린 분비를 촉진하는 인크레틴이라는 호르몬이 분해되는 것을 억제한다.
GLP-1 수용체 작용제	인크레틴처럼 췌장의 베타세포에 작용하여 인슐린의 분비를 촉진한다.

인슐린 작용을 좋게 하는 약

비구아나이드계 약물	간에서 포도당이 방출되는 것을 막는다.
치아졸리딘디온계 약물	근육이나 지방조직에 작용하여 인슐린 작용을 향상시킨다.

포도당의 흡수와 배출을 조절하는 약

비구아나이드계 약물 글루코시다아제 저해제	소장에서 당질이 포도당으로 분해되는 속도를 늦춘다.
SGLT2 저해제	신장에 작용하여 혈액 속 포도당을 소변과 함께 배출시킨다.

제2형 당뇨병 환자는 인슐린 분비 부족과 인슐린 작용 부족(인슐린 저항성)이 겹치는 경우가 많기 때문에 의사는 어느 쪽의 비중이 큰지를 조사해서 환자의 병태에 맞춘 혈당 강하제를 처방한다. 몇 개의 약을 조합하여 사용하는 경우도 있다.

수많은 혈당약 중에서 주목되는 것이 SGLT2 저해제이다. 이것은 혈액 속 여분의 포도당을 소변과 함께 배출하여 혈당을 낮추는 작용이 있는데, 일본에서는 2014년부터 사용되는 새로운 치료약이다.

혈액은 신장의 사구체라는 모세혈관 덩어리에서 여과되어 노폐물이 제거된다. 혈액 속 포도당도 일단 사구체에서 여과되어 원뇨(소변의 바탕이 되는 체액) 속으로 배출되지만 본래는 몸에 필요한 것이므로 신장의 요세관에서 재흡수되어 혈액 속으로 돌아간다. 이때 요세관에서 포도당을 재흡수하는 역할을 하는 것이 단백질의 일종인 SGLT2(나트륨 의존성 글루코스 수송담체2)이다. 고혈당이 되면 요세관의 SGLT2가 증가하기 때문에 재흡수되는 포도당의 양이 건강한 사람보다 많아져 혈당이 떨어지기 어려워진다.

SGLT2 저해제는 포도당 재흡수를 담당하는 SGLT2의 기능을 억제하여 요세관에서 포도당이 재흡수되는 것을 방해하는 작용이 있다. 그 때문에 사구체에서 여과된 포도당은 소변과 함께 배출되어 혈당이 낮아진다.

SGLT2 저해제는 포도당을 배출하고 에너지 소비도 촉진하기 때문에 비만인 당뇨환자에게 적합한 약이다. SGLT2 저해제를 단독으로 복용한 경우에는 저혈당을 일으킬 위험이 낮다는 특징도 있다.

한편 신장기능이 저하된 환자는 SGLT2 저해제를 사용해도 혈당 개선 효과를 보기 어렵다. SGLT2 저해제는 인슐린요법과 병행할 수 있지만 케톤산증이라고 불리는 대사 이상이 일어나기 쉽다.

그밖에 SGLT2 저해제의 부작용으로 소변량이 늘어서 몸이 탈수 상태에 빠지기 쉽고, 배뇨할 때 소변과 함께 포도당이 배출되기 때문에 요로감염증이나 성기감염증이 일어나기 쉽다는 점을 들 수 있다. SGLT2 저해제를 사용할 때는 당뇨병 전문의에게 충분한 설명을 듣는 것이 중요하다.

SGLT2 저해제가 혈당을 내리는 구조

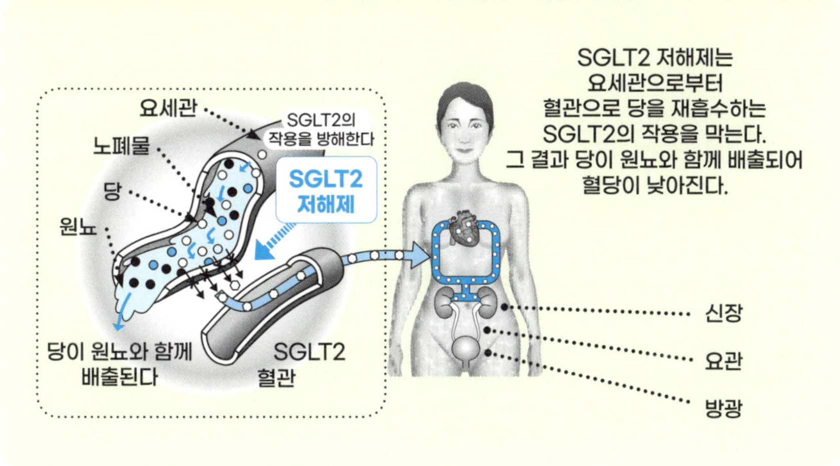

인슐린 주사는 평생 계속하는 치료가 아니다. 비정상적으로 높았던 혈당 수치도 낮추어 약 복용으로 전환할 수 있다.

인슐린요법은 인슐린이 분비되지 않는 제1형 당뇨병뿐만 아니라 제2형 당뇨병이 진행된 환자에게 적용하기도 한다.

제2형 당뇨병 상태에서 고혈당이 지속되면 인슐린을 분비하는 췌장의 베타세포가 파괴되어 인슐린이 거의 분비되지 않게 된다. 이렇게 제1형 당뇨병으로 진행되고 있거나 진행된 경우에는 인슐린 제제를 피하에 주사하는 인슐린요법을 검토할 수 있다. 임신 중이거나 수유 중인 환자, 중증 간 장애나 신장 장애가 있는 환자에게도 인슐린요법을 적용한다.

인슐린 제제는 췌장에서 분비되는 인슐린과 같은 작용이 있는 물질을 약으로 만든 것인데, 인슐린 제제가 들어 있는 주사기로 환자가 직접 피하에 주사한다. 제1형 당뇨병 환자에게는 피하에 유치한 튜브로 자동적으로 인슐린을 주입하는 인슐린 펌프를 사용하는 방법도 있다.

건강한 사람은 인슐린이 식사와 무관하게 분비되는 '기초분비'와 식후혈당 상승에 따라 분비되는 '추가분비'로 혈당이 일정한 범위 내에서 유지된다. 인슐린 제제는 기초분비를 보조하는 것, 추가분비를 보조하는 것, 약이 효과를 나타내기 시작하는 시간, 작용이 지속되는 시간 등에 따라 차이가 있다.

인슐린요법을 실시할 때는 주사 용량이나 주사 타이밍을 반드시 적절하게 맞춰야 한다. 잘못되면 저혈당을 일으킬 리스크가 높다. 저혈당을 방지하려면 규칙적인 생활과 간이 혈당측정기를 사용해서 혈당자기측정을 하는 등 혈당 조절의 자기관리가 중요하다.

그러나 제2형 당뇨병의 경우 인슐린요법을 반드시 평생 지속해야만 하는 것은 아니다. 실사례로 인슐린요법을 계속 실시한 결과 인슐린 분비와 작용이 개선되고 혈당 조절이 잘 되어 경구약만 먹는 치료로 전환한 환자들도 있다.

인슐린 분비는 회복될 수 있다

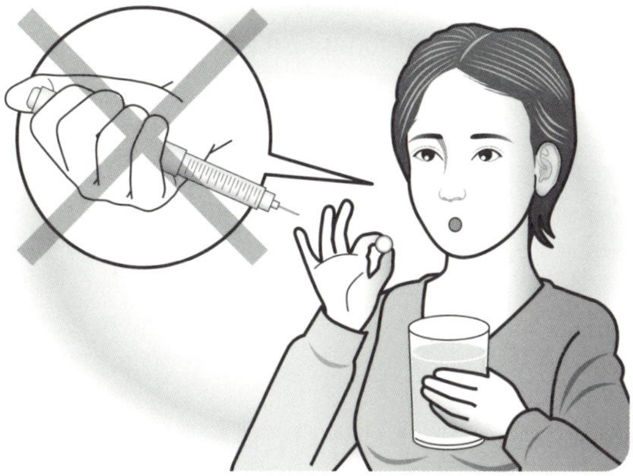

힘든 인슐린 주사에서 해방되어
다시 약만 복용하는 치료로 전환한 사람도 있다.

실명 위험이 있는 당뇨병성 망막증은 3단계로 진행된다. 초기라면 혈당 관리로 개선할 수 있다

당뇨병성 망막증은 고혈당으로 인해 안구의 가장 깊은 곳에 있는 망막에 뻗어 있는 모세혈관이 손상되어 일어나는 질병이다. 당뇨병성 망막증은 진행 정도에 따라 다음과 같은 세 단계로 나눈다.

— **단순 망막증**

망막의 모세혈관이 약해져 작은 출혈이 일어나고, 출혈된 혈액이 덩어리져 얼룩이 생긴다. 이 단계에서 자각증상은 거의 없다.

— **증식 전 망막증**

모세혈관의 협착이 진행되어 혈류가 악화되면서 출혈과 얼룩이 늘어난다. 이 단계에서도 자각증상이 나타나는 일은 거의 없다.

— **증식 망막증**

모세혈관이 폐색되어 혈류가 끊어지고 그것을 보충하기 위해 신생혈관이라는 비정상적 혈관이 만들어져 유리체 속으로 뻗어 가게 되는데 신생혈관은 매우 약하기 때문에 찢어져서 망막이나 유리체에 출혈이 일어나기 쉬워진다. 또 신생혈관에서 혈액성분이 새어 나오거나 망막 표면에 증식막을 만들기도 해서 망막이 떨어지는 망막박리가 일어나기 쉬워진다. 유리체 출혈이나 망막박리가 일어나면 시력이 저하되고 시야 결손이 생기며 최종적으로 실명에 이를 위험성도 있다.

당뇨병성 망막증 치료의 기본은 혈당 조절을 철저하게 하는 것이다. 단순 망막증 단계라면 혈당 조절로 작은 출혈이 없어지기도 한다. 증식 전 망막증 단계에서는 레이저를 이용한 광응고치료를 하게 되며, 증식 망막증까지 진행되어 유리체 출혈이나 증식막이 보이게 되면 유리체 수술에 들어간다.

당뇨병성 망막증은 자각증상 없이 진행되기 때문에 정기적으로 안저 검사를 받아 조기 발견할 수 있도록 노력하면서 철저하게 혈당을 조절하고 유지하는 것이 중요하다.

혈당 조절로 개선되지 않을 때 치료법

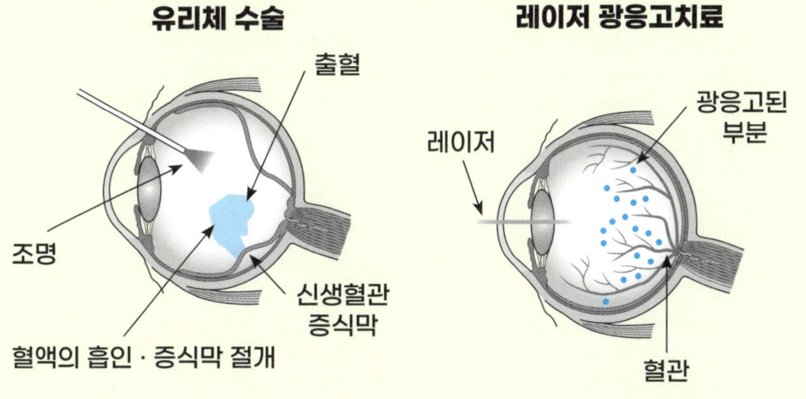

유리체 수술	레이저 광응고치료
유리체 출혈이나 망막박리가 일어났을 때 선택한다. 유리체에 기구를 삽입하여 유리체의 출혈 부분이나 증식막, 신생혈관을 제거하고 벗겨진 망막을 원래대로 되돌린다.	안구 바깥부터 망막 혈관의 막힌 부분에 레이저를 투사하여 망막의 손상된 부분을 열로 응고시키는 치료법. 신생혈관 발생을 막아 이미 생긴 신생혈관을 퇴축시킨다.

당뇨병성 신증은 신장의 부담을 줄이는 SGLT2 저해제 등으로 인공투석을 피할 수 있는 시대가 되었다

신장에는 사구체라는 모세혈관 덩어리가 있고, 그곳에서 혈액이 여과되어 체내 노폐물이 소변과 함께 배출된다. 혈당이 높아지면 사구체가 손상을 입어 서서히 망가지기 때문에 본래는 소변으로 배출되지 말아야 하는 단백질도 나온다. 이런 상태가 진행되면 사구체의 여과기능이 저하되어 체내 노폐물 배출도 정체되고, 염분과 수분도 충분히 배출되지 못한다.

고혈당이 개선되지 않으면 신장기능은 더욱 저하되어 사구체의 여과기능을 거의 잃게 되는 '신부전'에 빠지게 된다.

신부전까지 진행되면 대부분 체내의 노폐물이나 여분의 수분을 인공적으로 제거하는 투석요법이 필요해진다. 더욱 조심해야 하는 것은 당뇨병성 신증이 진행되면, 설령 신부전까지 가지 않더라도, 심장이나 혈관에 병이 생기기 쉬워져 생명에 위험이 생길 리스크도 높아진다는 점이다.

당뇨병성 신증의 증상을 보면, 초기에는 자각증상이 거의 없다가 상당히 진행되고 나서야 몸의 피로나 부기, 구토감, 식욕부진 등이 나타난다. 따라서 조기 발견이 중요한데, 당뇨병성 신증을 조기에 발견하는 데는 '알부민뇨 검사'가 유용하다. 알부민은 단백질의 일종으로, 당뇨병성 신증 초기부터 소변

당뇨병성 신증이 일어나는 구조

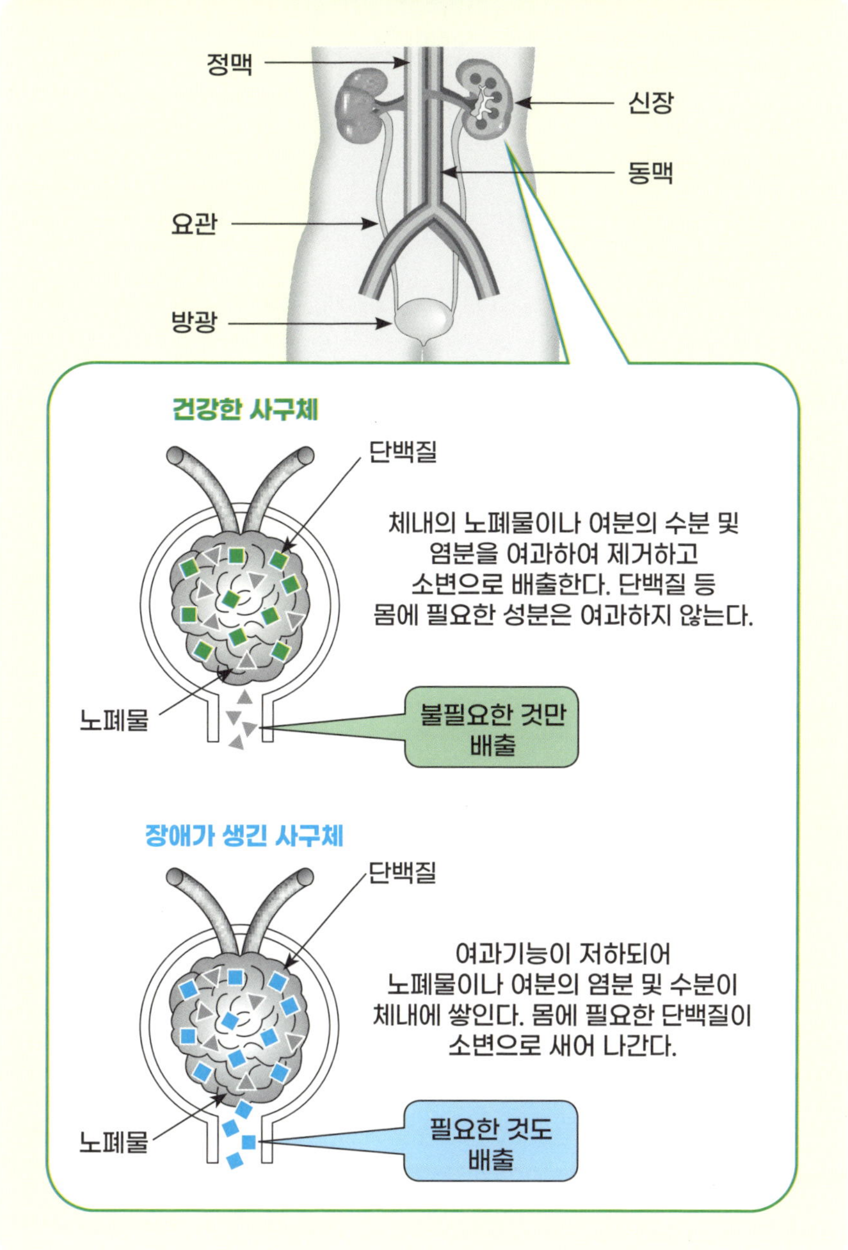

속에 새어 나온다. 또 신장기능이 저하되면 혈액 속에 늘어나는 혈청 크레아티닌 검사도 권장한다. 혈청 크레아티닌 수치를 바탕으로 산출한 eGFR(추산 사구체여과량)는 신장기능의 능력을 나타낸다.

당뇨병성 신증으로 진단받으면 식사와 운동을 중심으로 생활습관을 개선하는 동시에 혈당과 혈압을 관리해야 한다. 혈압이 높아지면 신장의 사구체에 혈액이 들어갈 때 압력이 높아져서 사구체가 손상된다. 이로 인해 신장기능이 저하되면 염분이나 수분을 배출하기 어려워져 혈압이 높아지므로 다시 사구체가 손상된다.

이런 악순환을 끊기 위해서는 고혈압을 개선해야 한다. 당뇨병 진단을 받은 후 조기에 혈당과 혈압을 조절하면 당뇨병성 신증을 예방할 수 있다는 것이 확인되었다.

혈당과 혈압이 목표치에 도달하지 못한 경우에는 신장기능을 개선하고 당뇨병성 신증 진행을 억제하는 약물요법을 병용하는 것도 필요하다.

치료약인 SGLT2 저해제는 신장에 작용하여 혈액 속 여분의 포도당을 소변으로 배출시켜 사구체의 부담을 덜어주기 때문에 당뇨병성 신증 진행을 억제하는 효과가 있다. 대규모 임상시험 결과, SGLT2 저해제에는 심부전을 억제하는 작용이 있다는 것도 확인되었다. 또 GLP-1 수용체 작용제도 당뇨병성 신증 진행을 억제하는 효과가 있다고 밝혀졌다.

식사나 운동습관도 개선해야 한다. 과식이나 고염분·고단백 식사는 신장에 부담을 주기 때문에 당뇨병성 신증이 상당히 진행된 경우에는 단백질이나 칼륨을 제한할 필요가 있다. 투석요법을 시작하면 운동도 제한해야 하지만 그 이전 단계에서는 적절한 운동을 계속하면 신장의 기능이 개선될 가능성이 있다.

또 대사증후군이나 지질이상증, 고요산혈증 등의 생활습관병이 있다면 해당 질병도 치료해야만 한다.

약물요법으로 인공투석을 예방

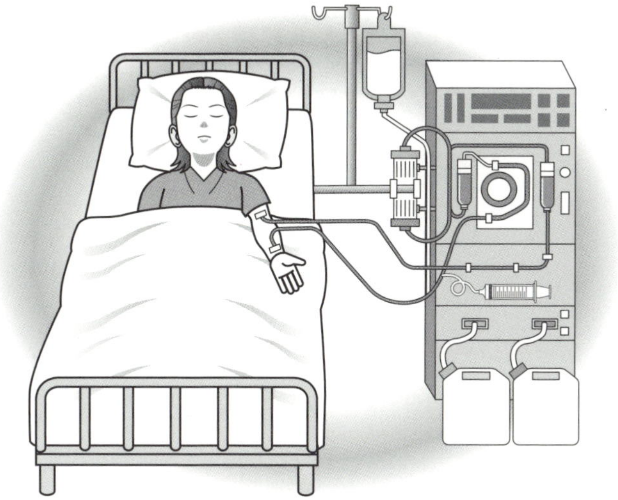

당뇨병성 신증의 진행은 치료약으로 막을 수 있다(그림은 투석요법).

당뇨병성 신경장애는 혈당 관리와 발 관리로 개선할 수 있고, 발 절단을 막을 수 있는 수술 방법도 등장했다

당뇨병성 신경장애는 전신의 말초신경이 망가지는 병으로, 당뇨 합병증으로 나타나기 쉬운 이유는 두 가지가 있다. 첫 번째는 고혈당에 의해 말초혈관이 장애를 입어 혈류가 악화되고 말초신경에 영양과 산소가 공급되지 못하는 것이다. 또 하나는 고혈당으로 인해 말초신경 자체가 변성을 일으키거나 탈락하는 것이다.

말초신경에는 감각신경, 운동신경, 자율신경이 있어서 춥다, 덥다, 아프다 같은 감각을 느끼거나 손발의 움직임과 내장의 기능, 체온, 땀 분비 등을 조절하는 역할을 담당한다. 당뇨병성 신경장애가 나타나면 각각의 신경이 제 역할을 하지 못하게 되어 전신에 다양한 증상이 나타나기에 이른다.

당뇨병성 신경장애의 증상은 비교적 빠른 단계에서 나타나기 쉬운데 초기에 나타나는 것은 발가락이나 발뒤꿈치 갈라짐, 발 앞부분의 통증이나 감각 마비 등이다. 눈의 신경이 장애를 입으면 눈동자가 한쪽으로 치우치고 안면신경이 장애를 입으면 입이 비뚤어지는 증상도 나타난다. 자율신경이 장애를 입으면 부정맥, 소화불량, 가슴이 답답함, 변비, 설사, 현기증, 배뇨 장애, 땀 분비 이상, 발기 장애 등이 나타난다.

또 당뇨병이 걸리면 협심증이나 심근경색을 일으킬 리스크가 높아지는데, 합병증으로 당뇨병성 신경장애가 생기면 협심증이나 심근경색의 신호인 가슴 통증을 느끼기 어려워져서 치료가 늦어져 생명이 위험에 처할 수도 있다.

이처럼 당뇨병성 신경장애는 전신에 다양한 증상을 일으킨다.

당뇨병성 신경장애에서 나타나는 주요 증상

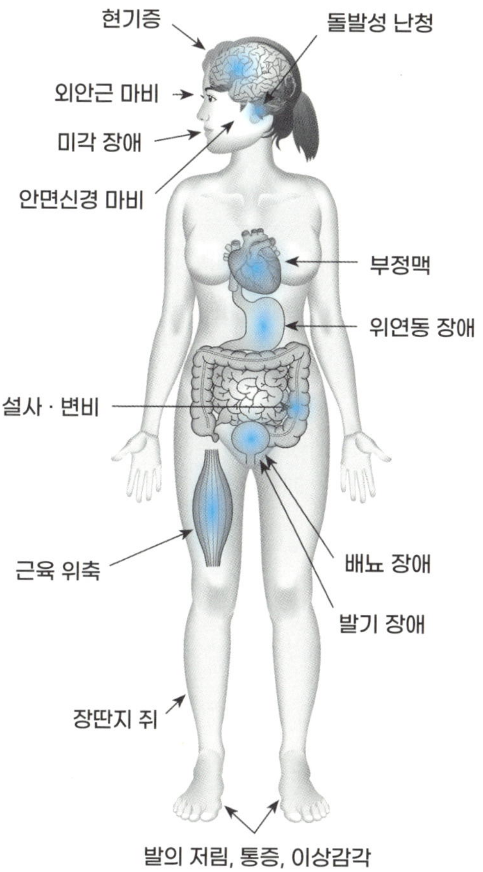

당뇨병으로 진단되면 아킬레스건 반사 검사나 진동 자극을 받아들이는 검사인 진동각 검사 등을 정기적으로 받는 것이 중요하다. 경증 신경장애라면 혈당 조절이나 셀프케어로 증상을 억제할 수 있다. 혈당을 조절하여 정상으로 유지해야 하고, 신경장애의 위험인자인 흡연과 음주, 고혈압이나 지질이상증 등의 관리도 필요하다.

당뇨병성 신경장애 증상은 여러 범위에 걸쳐서 나타나기 때문에 처방약도 다양하게 쓰인다. 예를 들면 신경장애에 의한 저림이나 동통에 대해서는 알도스 환원효소 저해제 등을 처방한다. 증상에 따라 진통제나 항우울제, 항경련약, 항부정맥약, 혈압강하제, 위장약 등을 쓰기도 한다.

평소 발 관리도 중요하다. 당뇨병성 신경장애가 진행되면 발의 감각이 둔해지면서 신발에 쓸린 발의 상처, 화상, 무좀, 못 따위가 생겨도 자각하지 못하게 된다. 고혈당 상태가 계속되면 작은 상처에서 감염증이 일어나기도 쉽다. 그리고 당뇨병이 있으면 동맥경화를 일으키기 쉽고, 하지의 동맥경화(폐색성 동맥경화증)가 진행되면 혈관이 좁아지며 막혀 혈류가 악화되고 발 저림이나 냉증, 보행 장애, 통증 등이 나타나며, 발의 상처도 낫기 어렵다. 그 결과 발의 궤양이나 괴저로 진행되고, 발이나 발가락을 절단해야만 하는 일도 있다.

발의 괴저가 발생하면 종래에는 절단수술을 했지만, 최근에는 일부 의료기관에서 발 절단을 피할 수 있는 '인터벤션 시술(중재 시술)'을 시행하고 있다. 이것은 좁아진 혈관에 카테터라는 가는 관을 통과시켜 그 끝에 매단 풍선을 부풀려서 혈관을 넓히는 치료법이다.

동맥의 폐색범위가 비교적 넓은 경우에는 우리 몸의 다른 부위에 있는 정맥이나 동맥을 이용해 혈류가 악화된 혈관을 대신할 혈관으로 우회로를 만드는 '바이패스 수술(우회수술)'을 치료법으로 고려해볼 수 있다.

발의 괴저를 막으려면 발 관리를 빼놓을 수 없다. 매일 발 전체의 상태를 살펴 상처나 이상이 없는지 확인하는 것이 중요하다. 고혈당은 세균 감염도 일으키기 때문에 발을 청결하게 유지하고 관리해야 한다. 발을 보호하기 위해 양말을 신고, 발톱을 깎을 때는 피부를 다치지 않도록 주의하며, 거칠어진 부분은 보습크림으로 손질한다. 신발은 발에 맞는 것을 골라 발이 신발에 쓸리지 않도록 주의한다.

올바른 발톱깎기 방법

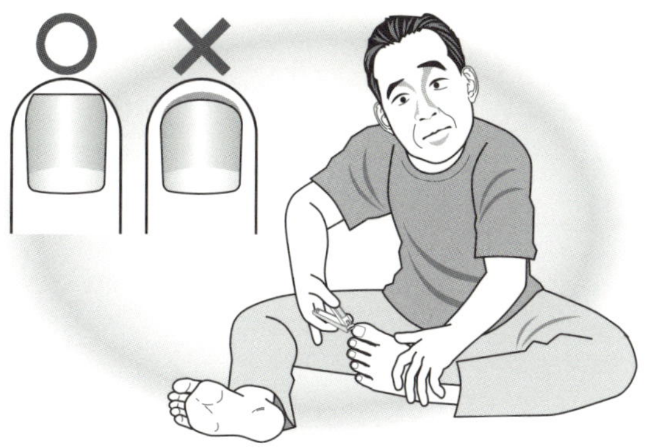

발톱은 발가락 끝과 평행이 되도록 일직선으로 자른다.
자르고 나서 손톱 줄로 가볍게 다듬는다.

맺음말

운동요법이라는 말만 들어도 '운동은 넘기 힘든 벽처럼 느껴진다', '몸을 움직이는 건 좋아하지 않는다', '체력적으로 힘들다', '지속적으로 하지 못할 것 같다'라며 일단 외면하려는 사람들이 적지 않다.

하지만 이 책에서 소개한 '1분 체조'를 접하고 나면 젊은 사람은 물론이고, 체력에 자신이 없는 고령자라도 무리 없이 할 수 있다. 1분 체조 동작을 훑어보자. '이거라면 나도 할 수 있겠다'라는 생각이 들지 않는가. 바로 그 생각이 중요하다. 일단 한번 시작해보면 아득하게만 느껴졌던 첫 번째 벽을 문제없이 넘어설 수 있다.

이 단순한 운동은 하면 할수록 즐거워지고, 혈당도 낮아지면서 하지 않고는 못 배기게 된다. 실제로 내가 이 운동요법을 지도한 환자 대부분은 10년, 20년 동안 꾸준히 이 운동을 해오고 있으며, 그 결과 혈당을 양호하게 유지하고 있다.

정신적인 스트레스는 당뇨병을 악화시키는 요인 중 하나인데, 운동을 하면 스트레스를 해소하는 효과도 있다.

이 책에서 소개하는 1분 체조는 모두 11종인데, 한번에 11종 전부를 할 필요는 없다. 가능하다면 전부 해도 되지만, 자신이 하기 쉬운 것으로 두세 종만 골라서 실천해도 좋다.

한 가지만 하고 싶은 사람에게는 식후에 하는 '5초 앉기(슬로 스쾃)'를 추천한다. 식후에 5초 앉기를 하면 식후혈당의 급상승을 억제할 수 있다. 혈당은 하루에도 여러 차례 변동하지만 그중에서도 최고 정점을 찍는 식후혈당을 억제하면 혈당의 일내변동을 전체적으로 낮출 수 있기 때문이다. 당연히 1, 2개월의 혈당 평균을 나타내는 당화혈색소도 저하한다.

5초 앉기에 더해 2보 1호흡 걷기도 하면 식후혈당 급상승을 억제하는 효과는 더 커진다. 당뇨병 개선에는 식사도 중요하므로 내가 제창한 먹는 순서 요법도 시도하기 바란다.

코로나19의 영향으로 외출을 자제하게 된 상황이지만 집에 가만히 있으면 근육이 약해지므로 사람과의 접촉이 적은 공원이나 산책로에서 근육 트레이닝 걷기를 하는 것도 추천한다. 대학병원에서도 지도하고 있는 쉬운 근육 트레이닝도 무리하지 않는 선에서 꾸준히 실시하면 고혈당이 되기 쉬운 당뇨병 체질을 근본적으로 개선할 수 있게 된다.

오늘부터 바로 1분 체조를 시작하자!

교토부립의과대학교 객원강사, 가지야마내과클리닉 원장
가지야마 시즈오

저자 소개

사토 유조 · 佐藤祐造

의학박사. 나고야대학교 명예교수.
나고야대학교 의학부 의학과를 졸업하고 동대학 대학원 의학연구과를 수료했다.
나고야대학교 교수로 재임했으며, 현재 명예교수로 있다.
일본 당뇨병운동요법연구의 일인자로, 저서로는《당뇨병 운동요법 지도 매뉴얼》등이 있다.

가지야마 시즈오 · 梶山静夫

교토부립의과대학교 객원강사. 가지야마내과클리닉 원장.
교토부립의과대학교를 졸업하고 교토부립의과대학교 조수, 메이지침구대학 내과학교실 교수, 교토시립병원 당뇨병/대사내과 부장을 역임하고, 2004년 가지야마내과클리닉을 개업했다. 국내 출간 저서로《식사 순서 혁명》이 있다.

노세 히로시 · 能勢　博

신슈대학교대학원 의학연구과 특임교수.
교토부립의과대학교 의학부 의학과를 졸업했다. 교토부립의과대학교 조수, 제1생리학교실에서 근무했고, 미국 예일대학교 의학부 John B. Pierce 연구소에서 유학했다.
신슈대학교대학원 의학계연구과 질환예방의학계 전공 스포츠의학과 강좌교수를 역임했다.

가와카미 마사노부 · 川上正舒

지치의과대학교 명예교수. 네리마히카리가오카병원 명예원장.
도쿄대학교 의학부를 졸업했다. 콜롬비아대학교, 록펠러대학교, 도쿄대학교 의학부 부속 병원제3내과, 국립병원의료센터 임상연구부 연구실장, 지치의과대학 종합의학 제1조교, 오미야의료센터 동맥경화대사과 과장, 네리마히카리가오카병원 원장을 역임했다.
공저로《당뇨병 치료 생활습관의 비밀》이 있다.

옮긴이 **최려진**

한국외국어대학교 환경학과와 한국방송통신대학교 일본학과를 졸업했다. 행간을 옮기는 찰떡같은 표현을 찾는 일이 행복한 번역가. 옮긴 책으로 『영어는 3단어로』, 『유대인 영어 공부법』, 『꿈이 없다고 말하는 그대에게』, 『하루 10분 엄마 습관』, 『뇌는 왜 내편이 아닐까』, 『복지강국 스웨덴, 경쟁력의 비밀』, 『경제 예측 뇌』 등이 있다.

혈당 잡는 1분 운동의 기적

초판 1쇄 2024년 4월 30일
저자 사토 유조 외
옮긴이 최려진
발행인 유성권
편집장 이재선
기획 유지인
마케팅 김호철, 최성규, 김진형, 정명한, 김모란, 노예련, 한태수, 김지현, 김채환
판형 170mm × 225mm
발행처 범문에듀케이션
서울시 양천구 목동서로 211 범문빌딩 (우) 07995
전화 02) 2654-5131 / **팩스** 02) 2652-1500
웹사이트 www.medicalplus.co.kr
등록 2011년 1월 3일 제 2011-000001호

ISBN 979-11-5943-434-1 (13510)